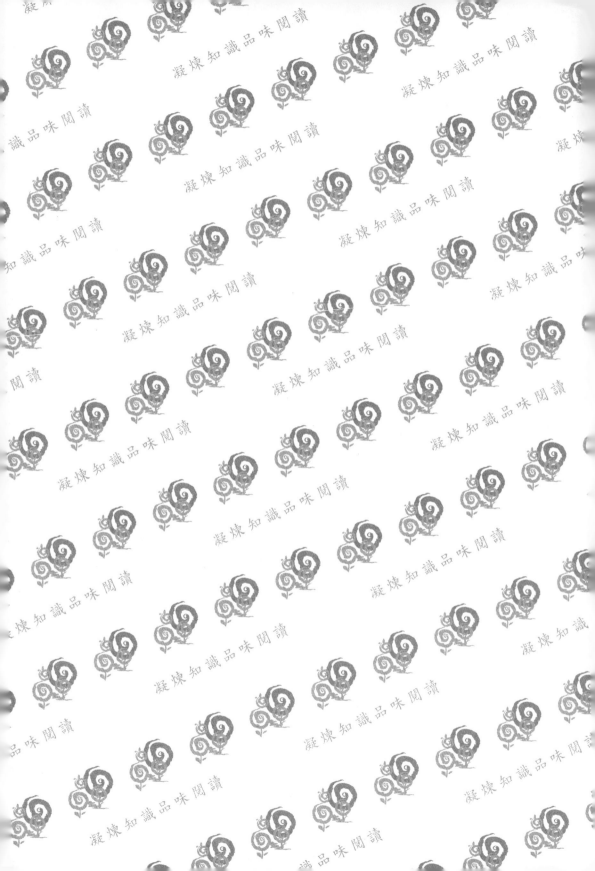

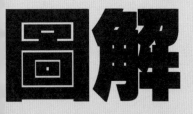

五南圖書出版公司 印行

圖解

自費醫療品牌學

藍新堯 ／ 著

閱讀文字

理解內容

觀看圖表

圖解讓
**自費醫療
品牌學**
更簡單

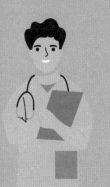
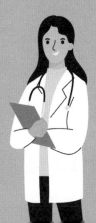
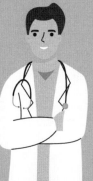
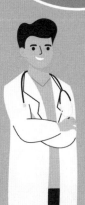

推薦人

醫界

李兆麟：台灣抗衰老再生醫學會創會理事長／優美診所院長
吳黛華：淡水馬偕醫院健檢中心副主任／台灣麻醉護理學會監事
周遵善：台灣兩岸幹細胞微整形醫學會理事長／瑞妮絲醫美診所院長
洪子仁：新光醫院副院長／陽明大學醫務管理研究所副教授
涂智文：台灣顏面整形重建外科醫學會理事長／世界顏面整形外科醫學會秘書長
夏德椿：中西整合醫學會理事長
梁孟淵：台灣口腔矯正醫學會理事長
陳坤堡：麻醉醫學會理事長
張朝凱：海峽兩岸醫養產業發展協會理事長／衛生署醫事審議委員
陳興漢：台北哈佛診所醫療副院長
曾育弘：台灣亞洲植牙醫學會理事長／國維牙醫品牌連鎖創辦人
曾漢棋：中華民國美容醫學醫學會理事長
劉力翠：橘泉中醫診所院長
鄭博仁：長庚大學醫學院教授／台灣母胎醫學會創會理事長
蕭敦仁：中華民國肥胖研究學會理事長／敦仁診所院長
戴興業：桃園長庚醫院附設養生文化村主任
黨靖東：禾普疼痛專科品牌連鎖／醫生集團創始人／醫師

學界

王惠玄：長庚大學醫務管理研究所助理教授
吳世望：嘉南藥理大學 醫務管理系（所）主任
林佩欣：長庚大學健康照護產業碩士學程主任
初麗娟：中山醫大 醫務管理學系（所）副教授
祝國忠：國立臺北護理健康大學健康科技學院院長
陳振燧：國立雲林科技大學管理學院前院長
許績天：長庚大學醫務管理學系主任
廖又生：國立陽明大學兼任教授／亞東技術學院醫護學群學群長
趙銘崇：長庚大學醫務管理研究所助理教授
鄭信忠：臺北醫學大學口腔醫學院院長

業界

高哲診：鎖界創始人
陳泰宏：新城藥品股份有限公司總經理
黃齊元：台灣併購與私募股權協會創會理事長／藍濤亞洲總裁
鄧湘全：陽昇律師事務所所長

序

序

不做Me too，從「自費醫療品牌學」開始

面對醫保社保的總額限制及點值下降的影響，又在自費醫療、國際醫療、跨境醫療、醫療觀光的興起下，自費醫療唯有走向「品牌經營」才不會成爲me too！

醫療院所的經營是爲利益關係人創造價值，想要成爲百年醫療院所，亦是醫療院所追求的願景，然而在成就百年醫療院所的眾多關鍵因素之中，除了醫療本業之外，「品牌經營」更是刻不容緩的事情。而自費醫療的經營，更是需要「品牌學」才能走向「永續發展」。

自費醫療的品牌經營，是建構在「經營理念、使命、願景」開始，品牌團隊的建立，到擬定品牌層級、規劃品牌的名稱、品牌標誌、品牌形象、品牌代言人、品牌吉祥物、品牌故事、品牌議題、品牌口碑、品牌公關、品牌官網等，都需要以「利益關係人爲中心，患者需求爲導向」的品牌思維，而國際認證（JCI、ISO/AWI）及智財權將是強化自費醫療品牌經營的核心關鍵，更可增加自費醫療品牌資產價值。

《圖解自費醫療品牌學》是一本淺顯易懂，可以快速上手實作的工具書。分爲18章、121個主題，以系統化、結構化、視覺化、圖解思維建構自費醫療品牌經營的內涵。適合大專院校的醫學院、公衛學院、護理學院、牙醫學院、健康學院、管理學院等相關系所同學研讀，更是自費醫療院所「經營者、院長、副院長、醫生、部門主管、品牌、行銷、企劃人士」必讀的一本「自費醫療品牌學」工具書。

讀者可從本書學習到「自費醫療品牌經營觀念」、「擬定自費醫療品牌經營策略」、「品牌經營規劃」、「品牌經營」、「執行品牌經營應用」等自費醫療品牌經營知識及技能，將可提升學習、就業、晉升、自費醫療品牌競爭力。

藍新堯
Dr. L醫管教練

目錄 CONTENT

第 4 章 | 認識品牌

第 5 章 | 為什麼要經營品牌

第 6 章 | 自費醫療品牌規劃

目錄 CONTENT

目錄 CONTENT

第 14 章 | 醫療院所品牌資產

第 15 章 | 醫療院所品牌智慧資產

第 16 章 | 醫療院所品牌鑑價

目錄 CONTENT

第 17 章｜醫療院所品牌行銷企劃案

第 18 章｜醫療院所品牌國際化

醫療產業經營特性

1

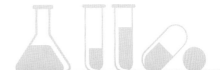

Unit 1-1 醫療產業生態

醫療產業生態，受到「醫患關係的特性、當地政府政策、經濟環境、醫療供需」等因素不同，兩岸四地「臺灣、中國、香港、澳門」的醫療產業形態就大不相同。

「醫療產業」廣義而言：指的是身體、心理健康與疾病的預防、檢查、治療、復健、護理及照顧等相關之行業機構，包括「醫院、診所、檢驗所、護理之家、長照」等各類醫療機構及其從業人員，以及醫療器材之製造與供應業者、各類藥品之製造與販賣業者。

「醫療產業」狹義而言：指的是主管機關核定得執行醫療行為之行業。醫療行為依中央衛生主管機關之解釋，係指：「凡以治療、矯正或預防人體疾病、傷害、殘缺為直接目的，所為之診察、診斷及治療或基於診察、診斷結果，以治療為目的，所為的處方或藥等行為的全部或一部分的總稱」。

醫療產業不同其他產業

醫療產業與一般服務產業的特質有極大的不同，不僅醫護從業人員需具備有高度專業性，提供有形與無形的醫療及服務，由於處理都是攸關民眾的生命健康問題。更特別的是，愈來愈多的就醫過程中，係由第三方（The Third Party）付費促成。

醫療產業特性

醫療產業的最大特色，在於它同時擁有「不確定性、非營利性、外部性、資訊不對稱性、政府嚴格管制、保險介入」等六項屬性。

1. 不確定性

「醫療服務」的不確定性有兩個面向：一是從「需求面」來看，即疾病發生的「不確定性」，一般民眾無法掌握健康變化；二是從「供給面」來看，係治療效果的不確定性，意指醫療提供者無法確知治療的預期效果。

2. 非營利性

由於醫療院所所提供的醫療無法試用，一般醫療需求者對醫療提供者的期待與其他企業明顯不同。另外，醫療行為是在供需雙方需在互信基礎下進行，因此醫護人員的專業倫理要求，相對比起其他行業嚴格。基於上述特殊性，有些國家以法律明文規定，禁止營利機構提供醫療服務。

3. 外部性

可分為「正面外部性」與「負面外部性」。前者乃謂一方的消費行為會增加其他人的滿足程度或福利水準；後者則是會減少其他人的滿足程度或福利水準。關於醫療產業的正面外部性，主要源自對他人健康的關心，是一種「社會關懷」。

4. 資訊不對稱性

疾病的發生與復原均具有不確定性，是汲取醫療專家所提供的資訊，並接受相關之醫療照護。然而供需雙方在醫學專業知識不對稱下，患者所知有限是與其他產業的最大差別所在。

5.政府嚴格管制

由於醫療產業具有「公共財」與「特殊財」等屬性，再加上醫療品質直接關係到民眾健康，甚至間接影響到國家生產力，使得許多醫療機構面臨「市場失靈」現象。

6.保險介入

在某些國家由於保險的介入，病人並不直接付費給醫療提供者，而是由提供保險的第三者支付，在中國大陸此種支付狀況更是如此。

醫療產業型態

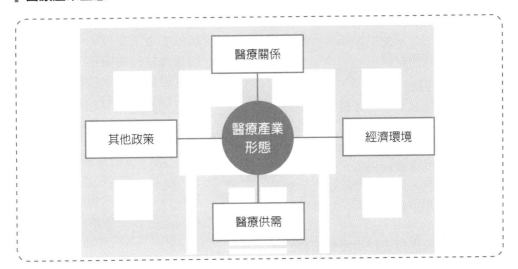

醫療特色

不確定性	資訊不對稱性
非營利性	政府嚴格管制
外部性	保險介入

Unit 1-2 醫療供給面Ⅰ

醫療供給不論在任何國家或地區，都會隨著「政府政策、社會保險、社經發展、醫療需求」等因素不同而改變，醫療供給有二大類型，除了原有的「社會醫療」供給外，還有「自費醫療」的供給。

醫療供給，是指醫療服務提供者，在某種價格和資源條件下，面對醫療需求者所能提供的醫療服務量。實際的醫療供給狀況，所能提供的服務量不會等於實際提供的數量。因為無論是醫療服務的供給能力、還是供給機構，都受諸多因素的制約和影響。

醫療供給的目的

而醫療服務的供給者提供醫療服務的目的有：對於營利性的醫療提供者，提供醫療的目的是追求利潤的最大化；而非營利性的醫療提供者，提供醫療目的除了要達到一定的經濟收益外，更重要的是為了提供社會福利，以獲得社會效益。

如果醫療供給者提供醫療服務的目的是為了達到效益最大化，可以經由兩種方式來實現：一是在一定成本下實現服務量的最大化，二是在一定服務量的前提下實現成本最小化。

醫療供給特性

醫護人員供給的醫療及服務，具有「不可替代性」，醫療供給具以下特性：

1. 及時性：因為醫療需求是瞬息萬變的，所以在就醫過程中，時間就是生命，貽誤了時間就可能造成不堪設想的後果。

2. 準確性：醫療供給在確保患者的健康和生命為目的，必然須要求供給者必須準確無誤，容不得有絲毫差錯。準確性的核心，在醫療供給的品質，醫療品質的價值主要反映在診斷的準確率、治療的成功率、患者的費用負擔水平和診療時間的長短等。

3. 專業性：醫療服務供給是依靠醫護人員運用專業技術和醫學知識，直接作用於患者來實現的，醫療供給是一種專業性技術服務，醫療供給者必須受過醫學專業教育，並獲得了醫護相關資格證照，才能從事醫療供給。

4. 壟斷性：醫療服務供給的壟斷性，主要有三方面：A.從業資格的法制壟斷性。B.醫護人員具有處方權、診治權、護理等具有控制和誘導作用。C.地域性，若醫療機構少或規模過小，出現供不應求的局面，處在這種特定環境中的醫療機構，也就自然地成了該地域醫療供給的壟斷。

5. 連貫性：醫療服務供給一旦開始實施，就不允許有時間上的間隔或半途而廢，而必須進行到治癒或死亡，才能終止供給。

6. 非均衡性：醫療供給並非物質形態的東西，而是醫療服務本身，是一種趨於無形的「服務」形式存在。因此，它既「不可儲存、不可運送、不可分割」。

▌醫療供給特性

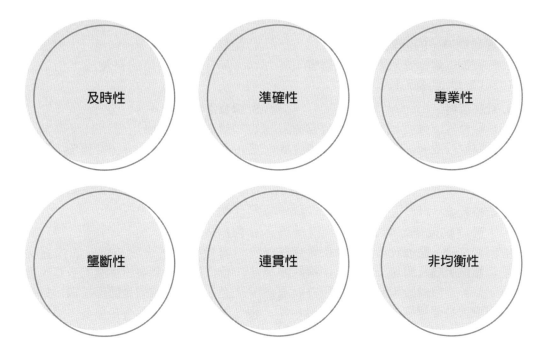

及時性	準確性	專業性
壟斷性	連貫性	非均衡性

▌醫療供給壟斷性

從業資格的法制壟斷性

醫護人員具控制和誘導作用

地域性的壟斷性

Unit 1-3 醫療供給面 II

影響醫療供給的因素

醫療供給會受到眾多因素影響，其中又以七大因素為主：

1. 社經環境

社會經濟發展好壞，會影響醫療院所的醫療設置與供給，當社會經濟發展好時，則醫療院所更會投注資源建置先進的醫療設施，反之則不易。

2. 醫療政策

醫療政策是影響醫療供給很重環的因素之一，醫療政策主要會影響到在基礎醫療範疇及醫保（健保）範疇的醫療供給，當醫療政策鼓勵醫院所發展國際醫療或是醫療觀光時，醫療供給亦會隨之增加在自費的國際醫療或是醫療觀光。

3. 醫療價格

視醫療政策及醫療市場影響，當醫療政策給予醫療保障及錢益性高時，醫療供給將更會全面，醫療價格將受醫療政策所高度規範；另外，在非醫療政策所保障的範圍下的醫療市場，如自費醫療市場，醫療價格將受市場供需所決定。

4. 醫療成本：

醫療成本受「醫療技術、醫材、醫藥、行政庶務……」等因素影響，當行使高度侵入性的醫療行為（高醫療技術）時，所反映出的醫療成本相對的高。

5. 醫療需求

醫療供給主要是受到醫療需求而定，此外醫療需求亦會因社經環境所影響，社經環境高時，自費醫療需求相對的就會高，相應的自費醫療供給就會隨之而高。

6. 醫療技術

醫療科技（醫療技術）的先進與否，會直接影響到醫療供給的多寡，愈是先進的醫療科技或是醫療技術，對醫保（健保）醫療供給會是愈多，另外對自費醫療供給亦會有更多元化的選擇。

7. 醫療保險制度

醫療保險制度，可分為醫保（健保）制度、第三方商業保險制度，當醫保（健保）制度愈完善，醫療供給就會愈多，另外當第三方商業保險制度多，自費醫療供給亦會隨之增多。

不論醫保（健保）、自費醫療供，都會受到上述七種因素影響。

▌影響醫療供給的因素

社經環境	醫療政策
醫療價格	醫療技術
醫療成本	醫療保險制度
醫療需求	

▌醫療保險制度

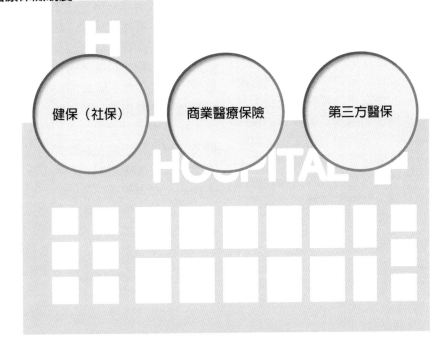

健保（社保）　　商業醫療保險　　第三方醫保

Unit 1-4 醫療需求面

從需求看醫療

民眾的就醫需要可分為二種，一是顯性需求：意指是已生病必須求醫就診，是一種必要性的醫療行為。第二種是隱性需求：指的是希望更健康更美麗的狀況下求醫就診，是一種非必要性的醫療行為。

從需求看醫療服務的特點：

1. 患者對於醫療資訊不對稱

在醫療市場中，由於醫療服務的特殊性、醫學專業的複雜性以及患者對醫學知識和資訊的缺乏，使得醫療服務患者很難對於醫療服務可事先做出正確判斷。

首先，患者在患病後，並不能肯定需要什麼樣的醫療服務，接受何種檢查、服用哪類藥品等，一般都是在醫生的安排下進行的；其次，患者對醫療服務的價格也缺乏了解，往往都是由社會醫療保險（健保）給付，或是自費醫療在知道價格的情況下接受醫療服務；其三，患者也無法明確肯定所接受的醫療服務的品質和效果為何。因此，在醫療服務的供需之間，存在著明顯的資訊不對稱，患者沒有足夠的資訊來做出有利於自己的選擇，醫療供需雙方是處在訊息不對稱的狀態。

2. 醫療需求的被動性

在醫療服務需求的產生過程中，由於存在著對醫療資訊的缺乏，患者在醫療服務的自主選擇性不大，對於欲獲得醫療服務的期望與醫護人員的判斷之間存在著一定的差異，因此對患者來說在醫療服務是處於被動的，而醫師擁有主權地位。

3. 醫療效益具外在性

醫療市場不同於其他市場，醫療服務的利用也不同於其他商品的消費。而醫療服務卻不同，像是傳染性疾病，當容易受感染人群在接種疫苗或是傳染病患者治愈後，就相當於切斷了傳染源，對於與之接觸的人群也會起了保護作用，使得醫療效益具外在性。

4. 醫療需求不確定性

基於個別差異，同一疾病類型的同質患者，或者同一患者在不同時期患同樣的疾病，其臨床症狀、病徵、生理生化指標等方面都可能不盡相同，所應獲得的醫療治療也可能會有所不同，因此醫療需求存在著不確定性。

5. 醫療需求費用支付多源性

由於醫療需求的不確定性，很多個體及家庭往往很難在短時期內支付高額的醫療費用來應對難以預測或突發的重大疾病。在醫療支付系統中，通常會有「政府的社會保險、商業醫療保險、自行付費」等方式。

因此從患者需求的角度看醫療，不論是顯性需求，或是隱性需求都存在著上述五大特性。

▎醫療需求層次

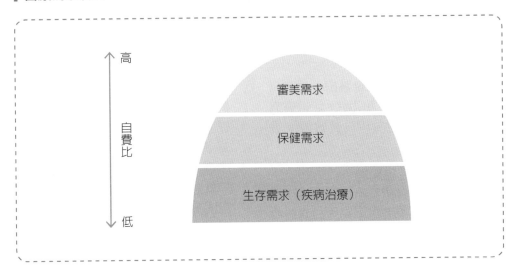

▎醫療服務需求類型

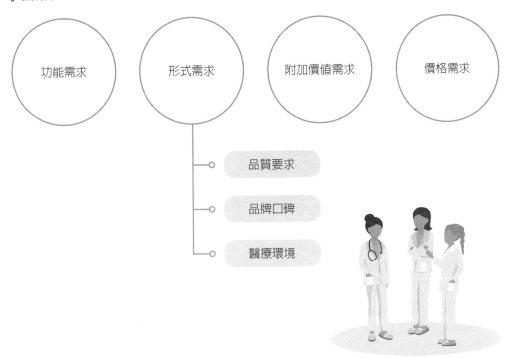

Unit 1-5 自費醫療經營特性

兩岸四地的醫療產業，不論是在「臺灣、中國大陸、香港、澳門」等地，隨著政府政策、社會醫療（健保、醫保、社保）保險資源限縮，使得醫療院所的經營也都走向「自費醫療」發展。

自費醫療 10 大經營關鍵

兩岸四地的醫療院所，在發展自費醫療經營時，應思考以下10大自費醫療經營關鍵因素：

1. 選點要三思：找到一個合適的地點，將是成功的開始。須考量因素：A.要設立什麼樣的自費醫療院所；B.目標客戶是誰；C.在一樓還是在二樓以上。

2. 集市效益的選地法則：自費醫療院所設立之初，第一個考量是要找到合適的地點，這個地點是否具有「集市效益」，意指特定區域自成一個市集的商圈，法則有：A.潛在患者族群是誰？方圓5公內主要潛在患者族群？B.同一屬性的競爭者有幾家？C.互補性醫療院所有幾家？

3. 交通便捷會加分：便捷的交通及停車，都將是自費醫療患者上門就醫的考量因素。

4. 確定自費醫療經營的諮詢對象：除了諮詢學長姊、同學經驗外，可諮詢專業醫管諮詢公司的顧問，由於醫管諮詢顧問擁有無數設立自費醫療院所的經驗值，不妨參考，可立於不敗之地。

5. 塑造什麼樣的服務情境：有什麼樣的氛圍情境，就會吸引什麼樣的患者上門，這是「群聚」效應。氣氛是由有形的外觀設施加上無形的感覺，所營造出來的情境。

6. 裝潢要有格調：營造氣氛的裝潢須注意3大主軸：A.迎賓區：這是客戶就診時，第一眼的感受，可以展現明亮、親切的裝潢格調。B.等候區：進入迎賓區掛完號後，接序就是等候看診，提供舒適輕鬆的等候空間，可以讓客戶有賓至如歸感。C.問診區：這是裝潢重點，從客戶的感受而言，若看到冰冷的診間，可能心情也好不起來，對後續醫生的問診，會引起不好的感受與互動。

7. 善用醫療行銷有助於開拓潛患者：醫療行銷不只於廣告或是置入性行銷，應著重在可打動人心的事件行銷及議題行銷，如此可引領話題又可省下可觀的行銷預算，行銷要成功始於有好的企劃力跟故事力。

8. 誰是主要競爭者，誰又是次要競爭者：對自費醫療院所經營而言，需應用產業環境的五力分析及SWOT分析策略，將有利於知己知彼。

9. 定位是開拓潛在患者的第一步：定位不僅僅是「醫療院所名稱」，而應將「醫療服務特色及價值」的訴求呈現出來，才能增加患者的回頭率。

10. 自費醫療院所經營首重營運計畫：

自費醫療院所經營不再是等患者上門。在競爭的市場，患者也會有選擇性到可替代性的醫療院所，尋求醫療服務。自費醫療院所經營要成功，要有「系統性思考、完善規劃及可執行的營運計畫書」，此外有好的行銷企劃說出好故事，才能吸引患者上門。

> 註：自費醫療：意指社會保險（如臺灣健保、中國大陸醫保）醫療所有不給付之項目，而需自行付費的醫療及相關項目費用，稱之為自費醫療。

▌自費醫療院所經營

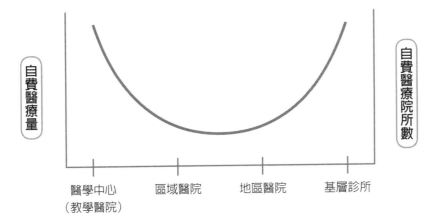

▌社保醫療與自費醫療

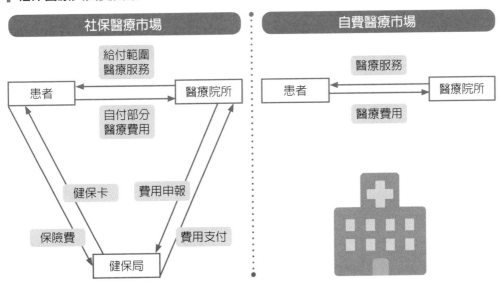

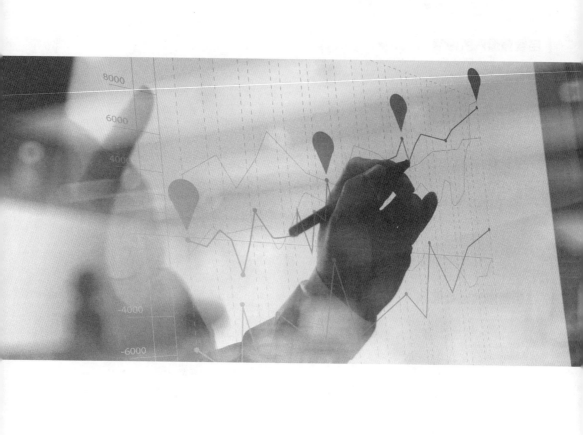

醫療產業經營與法律

2

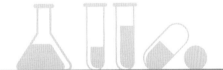

Unit 2-1 自費醫療品牌行銷法律觀

醫療品牌行銷的崛起

不論是在社會保險（健保、醫保、社保）醫療或是在自費醫療（美容醫療、牙醫、中醫、抗衰老等）的經營，在同業過度競爭下，都紛紛設立「品牌部門」或是「行銷部門」，也開始大量應用醫療品牌行銷的手法來吸引患者就醫回診，但在不知悉醫療法、刑法、民法、消保法等相關法律及法規下，為招攬而觸法的風險大大存在，不僅要罰款，更大的是損及「自費醫療品牌」及「形象」。

醫療品牌行銷法律觀

自費醫療市場，無不大量應用醫療品牌行銷工具，如透過電視廣告、連續劇置入行銷、談話性節目、官方網站、臉書、部落格、關鍵字廣告、SEO網站優化等，都已是廣為被應用在招攬患者的醫療品牌行銷方法。在市場同業過度競爭下，有愈來愈多的醫療院所為跨足到自費醫療（美容醫療、牙醫、中醫、抗衰老等）市場，也會透過團購、折扣、送禮品等方式行銷，例如「單次療程9折優惠」、「療程買5送1」都是常見的醫療廣告推廣手法。民眾在自行尋找醫療院所時，往往也都會參考醫療院所的廣告，但當廣告內容，如診所之器材、療效有可能誇大不實，或廣告有誇大不實的情況，都可能涉及觸犯到醫療法廣告、消保法、刑法、民法及公平交易法。

1. 醫療廣告與刑法：當醫療廣告過於誇張，例如購買單次療程，功效卻更勝十次療程，就有可能觸犯刑法之詐欺罪。

2. 醫療廣告與消保法、民法：消保法第22條要求企業經營者（醫療院所）應確保廣告內容之真實，其對消費者所負之義務不得低於廣告之內容，又第23條則是關於媒體經營者之連帶責任，若廣告內容為不實，刊登廣告之媒體在明知或可得而知的情況下，必須與業者（醫療院所）負連帶賠償責任。

3. 醫療廣告與公平法：依公平交易法第21條第4項規定，廣告代理業在明知或可得知情形下，仍製作或設計有引人錯誤之廣告，與廣告主（醫療院所）負連帶損害賠償責任。廣告媒體業在明知或可得知其所傳播或刊載之廣告有引人錯誤之虞，仍予傳播或刊載，亦與廣告主（醫療院所）負連帶損害賠償責任。

好的自費醫療品牌行銷前題在不觸法

民眾若因醫療院所的不實廣告而權益受損害時，業者（醫療院所、廣告代理商、廣告媒體業）也須負相關的法律責任。醫療院所在醫療品牌行銷與廣告時，除務必注意「醫療法及醫療機構網路資訊管理辦法」之規定外，更須注意不實醫療廣告應負的「醫療法、刑法、民法、消保法、公平交易法」等法律責任；不應為了招攬，而應用不合法的自費醫療品牌行銷廣告，如此不僅會觸法，須負擔相關的法律責任，更會因此損及自費醫療品牌與負面形象。

▌對醫療院所品牌行銷影響的法律

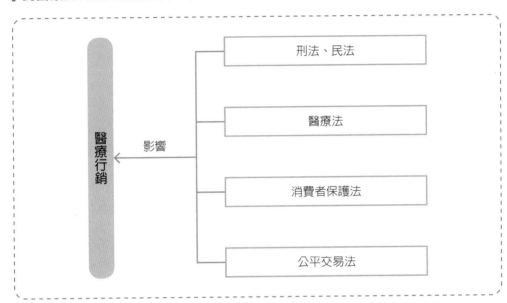

▌醫療院所品牌行銷與法律關係

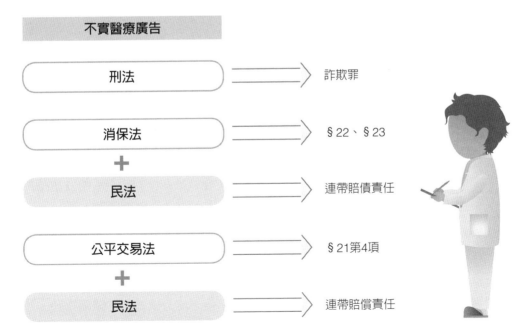

Unit 2-2 臺灣「醫療廣告」面面觀

在臺灣從事自費醫療品牌行銷，應落實「五不原則」才可免於觸法與醫療網路資訊陷阱。

自費醫療品牌行銷，應掌握的「四不一要」有：

1. 不可使用「贈品、折扣、揪團優惠、買萬送千、限時搶購」等不當招攬的廣告。
2. 不可訴求「零風險、無副作用、完全根治、一勞永逸」等誇大用語。
3. 不可假借「名人宣傳、不當摘錄醫學刊物宣傳、公開祖傳秘方」的廣告。
4. 不可標榜「性器整形、性功能、墮胎」的違法廣告，或無法查證醫材合法性的院所。
5. 一定要標示「網站資料來源、日期、文章真實性，或由非醫療機構架設、任意連結刊載其他業者廣告之網站資料來源」。

臺灣醫療法的相關法條有：

第9條（醫療廣告）、第11條（主管機關）、第61條（不正當招攬病人及不正當利益獲取之禁止）第84條（醫療廣告主體限制）等規定外，更需注意以下法條內容：

第85條（醫療廣告之內容）

醫療廣告，其內容以下列事項為限：

一、醫療機構之名稱、開業執照字號、地址、電話及交通路線。二、醫師之姓名、性別、學歷、經歷及其醫師、專科醫師證書字號。三、全民健康保險及其他非商業性保險之特約醫院、診所字樣。四、診療科別及診療時間。五、開業、歇業、停業、復業、遷移及其年、月、日。六、其他經中央主管機關公告容許登載或播放事項。

利用廣播、電視之醫療廣告，在前項內容範圍內，得以口語化方式為之。

但應先經所在地直轄市或縣（市）主管機關核准。

醫療機構以網際網路提供之資訊，除有第一百零三條第二項各款所定情形外，不受第一項所定內容範圍之限制，其管理辦法由中央主管機關定之。

第86條（醫療廣告方式之禁止）

醫療廣告不得以下列方式為之：

一、假借他人名義為宣傳。二、利用出售或贈與醫療刊物為宣傳。三、以公開祖傳秘方或公開答問為宣傳。四、摘錄醫學刊物內容為宣傳。五、藉採訪或報導為宣傳。六、與違反前條規定內容之廣告聯合或並排為宣傳。七、以其他不正當方式為宣傳。

第87條（醫療廣告之擬制）

廣告內容暗示或影射醫療業務者，視為醫療廣告。

醫學新知或研究報告之發表、病人衛生教育、學術性刊物，未涉及招徠醫療業務者，不視為醫療廣告。

第103條（罰則）

醫療廣告違反第八十五條、第八十六條規定或擅自變更核准內容者，有下列情形之一者，得處一個月以上一年以下停業處分或廢止其開業執照，並由中央主管機關吊銷其負責醫師之醫師證書一年。

▌醫療機構網際網路資訊管理辦法

法條	內容
第一條	本辦法依醫療法（以下稱本法）第八十五條第三項規定訂定之。
第二條	本辦法所稱醫療機構網際網路資訊（以下稱網路資訊），指醫療機構透過網際網路，提供之該機構醫療相關資訊。 前項資訊之內容，除本法第八十五條第一項規定者外，得包括有關該醫療機構之一般資料及人員、設施、服務內容、預約服務、查詢或聯絡方式、醫療或健康知識等資訊。
第三條	醫療機構提供網路資訊，應將其網域名稱或網址及網頁內主要可供點閱之項目，報所在地主管機關備查；異動時亦同。 前項網路資訊內容，除其他醫事法令另有規定外，不得登載其他業者或非同一醫療體系之醫療機構資訊。 第一項備查之方式，得以電子郵件為之。
第四條	前條網路資訊之首頁，應以明顯文字，聲明禁止任何網際網路服務業者轉錄其網路資訊之內容供人點閱。但以網路搜尋或超連結方式，進入醫療機構之網址（域）直接點閱者，不在此限。
第五條	醫療機構除第三條所定之網址（域）外，不得以其他網路工具提供網路資訊。但依病人留存之電子郵件信箱，寄送第二條所定可登載範圍之資訊，且非以招徠醫療業務為意旨或目的者，不在此限。
第六條	網路資訊內容，應由醫療機構負責其正確性，不得有與事實不符或無法積極證明其為真實之內容。
第七條	網路資訊所載之醫療或健康知識，應標示製作或更新日期，並加註內容來源或主要科學文獻依據。
第八條	本辦法自發布後六個月施行。

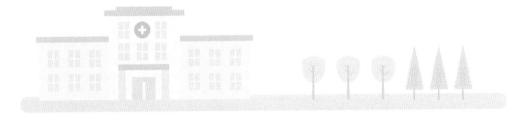

Unit 2-3 醫療品牌與消保法

民法損害賠償責任有關之規定

醫療行為造成損害所生之民事損害賠償責任，法院審判實務上向來均依民法有關規定，即以醫療機構或醫事人員之醫療行為，是否具有「故意」或「過失」致病人受到損害，決定醫療機構或醫事人員是否須依侵權行為或債務不履行之法律關係負擔損害賠償責任。

消費者保護法無過失責任之規定

依臺灣臺北地方法院85年度訴字第5125號判決與臺灣高等法院87年度上字第151號判決（肩難產案件），先後肯認醫療行為屬於消費者保護法上之「服務」之範疇，醫療行為不問其就損害之發生有無故意或過失，如致生損害時，醫療機構即應負損害賠償責任。

醫療法第 82 條第 2 項之規定

排除消費者保護法無過失責任之適用，依醫療法第82條第2項：「醫療機構及其醫事人員因執行業務致生損害於病人，以故意或過失為限，負損害賠償責任。」

醫療行為可否適用消保法

（一）消保法所稱之服務，係指企業經營者所提供之無形給付。

（二）醫療行為得否適用消保法：

1. 肯定說，以凡服務本質上具有「自然科學之危險性」或「衛生或安全上之危險」，即屬消保法規範之服務為理由，因此，認為醫療行為具有該等危險存在，應適用消保法。

2. 否定說，則認為醫療服務屬專業服務，且因醫療行為具有不可預測或及風險性、醫療行為無法藉由責任保險完全分散、醫療行為採無過失責任將導致防衛性醫療行為之發生等理由，主張醫療行為不適用消保§7。

3. 醫療法§82Ⅱ之內容，似就醫療行為排除消保法無過失責任之適用。

詳實的醫師說明義務，才可降低醫療糾紛

在醫療上告知說明，分為三種：「為取得診療同意的說明」、「有關病情的說明」及「診療上說明」。

依消保法第7條第2項規定「商品或服務具有危害消費者生命、身體、健康、財產之可能者，應於明顯處為警告標示及緊急處理危險之方法。」違反此項指示義務也要負損害賠償的責任。

消保法「消費資訊之規範及相關罰則」

處在過度競爭的自費醫療市場，亦會面臨到患者購買醫療產品（非醫療行為）面產生的消費糾紛，因此更須了解相關的消費者保護法，以臺灣為例，必須了解消保法中的：

第22條（企業經營者對消費者所負之義務，不得低於廣告之內容）

企業經營者應確保廣告內容之真實，其對消費者所負之義務不得低於廣告之內容。
企業經營者之商品或服務廣告內容，於契約成立後，應確實履行。

第22條之1（總費用之範圍及年分率計算方式）

企業經營者對消費者從事與信用有關之交易時，應於廣告上明示應付所有總費用之年百分率。
前項所稱總費用之範圍及年百分率計算方式，由各目的事業主管機關定之。

第23條（損害賠償責任）

刊登或報導廣告之媒體經營者明知或可得而知廣告內容與事實不符者，就消費者因信賴該廣告所受之損害與企業經營者負連帶責任。
前項損害賠償責任，不得預先約定限制或拋棄。

第24條（商品及服務之標示）

企業經營者應依商品標示法等法令為商品或服務之標示。
輸入之商品或服務，應附中文標示及說明書，其內容不得較原產地之標示及說明書簡略。
輸入之商品或服務在原產地附有警告標示者，準用前項之規定。

第26條（包裝之規定）

企業經營者對於所提供之商品應按其性質及交易習慣，為防震、防潮、防塵或其他保存商品所必要之包裝，以確保商品之品質與消費者之安全。但不得誇張其內容或為過大之包裝。

第56條（罰則）

違反第二十四條、第二十五條或第二十六條規定之一者，經主管機關通知改正而逾期不改正者，處新臺幣二萬元以上二十萬元以下罰鍰。

消保法「消費資訊之規範及相關罰則」

民法第191條之1責任	消保法第7條責任
普通法	特別法優先適用，但並不排除請求權人引據民法而為主張
仍採取過失責任，僅將舉証責任反轉	無過失責任
受「通常使用或消費」限制	受合理使用期待與科技抗辯限制
任何人只要因使用或消費商品受損害，亦可適用。在企業間銷售之產品，亦有本條之適用。	僅限於消費關係或使用或消費之第三人

Unit 2-4 醫療品牌行銷法律觀 —— 中國大陸醫療廣告法

網路醫療廣告亂象一堆

網路搜尋醫療相關資訊，而搜索引擎上排名靠前的醫療信息，靠的不是醫療技術和患者口碑，而是花錢多少。在主流搜索頁面檢索關鍵詞「頭痛」和「骨髓瘤」為例，發現置頂的是五花八門的所謂「專科醫院」和「新型療法」。

新版廣告法

中國大陸充斥不實醫療廣告，為遏阻虛假違法醫療廣告，淨化醫療廣告市場，中國大陸國家工商總局、衛生部、國家中醫藥管理局等，嚴格要求規範醫療廣告活動，加強醫療廣告監管。新版廣告法第九條和第五十五條規定，對廣告誇大使用「絕對化用語」和「極限用語」加強開罰。

什麼字眼不能用

自2015年9月1日起施行修訂後的廣告法，「國家級」、「世界唯一」、「第一品牌」、「銷量第一」，這些以往文案常見語句通通不能用。

廣告法規定，商品不能宣稱「國家級、世界級、最高級、頂級」，也不能使用「最大、最好、第一、唯一」等字眼，連「最便宜、銷量第一、NO.1」也不能提到，不只商品標題不能出現，副標題、圖片、詳情、包裝通通不得出現。違者最高可開罰200萬人民幣。

非醫療機構不得廣告

根據中國大陸「廣告法」和「醫療廣告管理辦法」有關規定，未取得醫療機構執業許可證，不得發布醫療廣告；禁止以解放軍和武警部隊名義（包括軍隊單位、軍隊個人和冠以與軍隊相關的任何稱謂）、醫療機構內部科室名義發布醫療廣告。

醫療機構自行或者委託他人發布醫療廣告，必須具有省、自治區、直轄市及計畫單列市衛生行政部門核發的醫療廣告證明。廣告經營者、廣告發布者必須嚴格審查醫療廣告證明，並按照核定的內容發布。

中國大陸廣告法相關醫療廣告法條

第十六條　醫療、藥品、醫療器械廣告不得含有下列內容：
（一）表示功效、安全性的斷言或者保證。
（二）說明治癒率或者有效率。
（三）與其他藥品、醫療器械的功效和安全性或者其他醫療機構比較。
（四）利用廣告代言人作推薦、證明。
（五）法律、行政法規規定禁止的其他內容。

藥品廣告的內容不得與國務院藥品監督管理部門批准的說明書不一致，並應當顯著標明禁忌、不良反應。處方藥廣告應當顯著標明「本廣告僅供醫學藥學專業人士閱讀」，非處方藥廣告應當顯著標明「請按藥品說明書或者在藥師指導下購買和使用」。
推薦給個人自用的醫療器械的廣告，應當顯著標明「請仔細閱讀產品說明書或者在醫務人員的指導下購買和使用。」醫療器械產品註冊證明檔中有禁忌內容、注意事項的，廣告中應當顯著標明「禁忌內容或者注意事項詳見說明書」。

第十七條　除醫療、藥品、醫療器械廣告外，禁止其他任何廣告涉及疾病治療功能，並不得使用醫療用語或者易使推銷的商品與藥品、醫療器械相混淆的用語。

第十八條　保健食品廣告不得含有下列內容：
（一）表示功效、安全性的斷言或者保證。
（二）涉及疾病預防、治療功能。
（三）聲稱或者暗示廣告商品為保障健康所必需。
（四）與藥品、其他保健食品進行比較。
（五）利用廣告代言人作推薦、證明。
（六）法律、行政法規規定禁止的其他內容。
保健食品廣告應當顯著標明「本品不能代替藥物」。

第十九條　廣播電臺、電視臺、報刊音像出版單位、互聯網資訊服務提供者不得以介紹健康、養生知識等形式變相發布醫療、藥品、醫療器械、保健食品廣告。

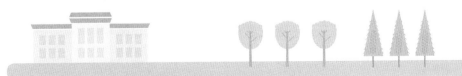

Unit 2-5 醫療品牌行銷法律觀──香港醫療廣告法

根據香港醫學委員會《註冊醫生專業守則》規定

只允許醫生將其宣傳數據，如姓名、地址、資歷、專業資格、看診時間、電話等在診所外懸掛的招牌內列出，也可以在醫生手冊及有關醫療網站列明。而相同的數據卻不能刊登於印刷媒介，如報紙、雜誌等。唯一的例外，是當醫生開業、搬遷或合夥經營有變動時，可以破例登報宣傳。

另外，在醫生「自我宣傳」規限中還包括：

1. 不可宣傳多於5項所提供的醫療服務。
2. 向公眾介紹新醫療技術時不得宣傳自己的經驗及專長。
3. 有絕對責任確保所屬醫療機構的宣傳方法符合專業守則等限制。

根據《不良廣告（醫藥）條例》規定

香港法例第231章《不良廣告（醫藥）條例》第3條禁止發布或安排發布有關某些疾病的廣告（如良性或惡性瘤、性病、呼吸系統疾病、心臟或心血管系統疾病、神經系統疾病、血液或淋巴系統疾病、肌與骨骼系統疾病等）或標示所指明的治療目的（如矯正畸形或外科整容手術）的廣告。避免市民因不當自行用藥而損害健康。根據該條例第4條，有關墮胎的廣告也被禁止，除非該廣告由香港衛生署署長發布或取得其書面授權。違犯第3條和第4條的人士，可被刑事檢控。

廣告中不可出現

為避免令觀眾誤以為是專業意見和支持，不允許醫生或其他醫療專業人士在廣告中參與演出。另外廣告不可：

1. 描述病人接受治療的過程。
2. 亦不能利用病人來暗示或證明所患病狀已經治癒。
3. 不可渲染疾病痛苦和出現對該病症覺得反感的描述。
4. 廣告中也不得使用諸如「最成功」、「最安全」和「最快」這類絕對性或比較性的形容詞。

此外，所有藥品廣告均不能採用任何形式的有獎遊戲或促銷產品手法，例如贈品、優惠或贈送樣本等。

香港市民如何獲得醫療信息

相比於內地，香港市民獲得醫療信息的渠道比較保守，而且大家普遍認為醫生的口碑比廣告更可靠，因此人們不會因廣告而轉換醫生。

因為在香港，家庭醫生較了解自己的身體狀況和病歷，大家對家庭醫生較有信心。即使要看專科醫生，也會透過家庭醫生轉介，而不會因廣告宣傳而到醫務所求診。

有些醫生會透過撰寫報紙專欄、接受媒體訪問等提高曝光率，讀者可以通過此類專欄文章了解到最新的醫療科技和治療方法，若醫生在宣傳新技術時做出不合理的自我宣傳，亦有可能遭到紀律聆訊。

香港廣告法相關醫療廣告法條

法條摘要

《不良廣告（醫藥）條例》（第231章）（下稱《條例》）
目的是透過禁止／限制發布某些廣告，從而保障公眾健康。
根據《條例》任何人不得發布或安排發布：

(a) 任何相當可能導致他人為以下目的而使用任何藥物、外科用具或療法的廣告 (i) 治療人類患上或預防他們染上《條例》內附表1第1欄內所指明的疾病或病理情況（但如作該附表第2欄內所指明的用途，則屬例外）；或 (ii) 附表2內所指明的任何目的治療人類。

(b) 任何要約促致婦女進行流產；勸誘、吸引或誘使促致婦女進行流產；或提述任何物品而措詞刻意導致他人使用該物品作促致婦女進行流產之用的廣告。

(c) 任何為口服產品作出附表4第1欄所指明的聲稱或任何類似的聲稱的廣告，但根據該附表第2欄的條文屬被容許者，則屬例外。

有關《不良廣告（醫藥）條例》（第231章）的詳情，亦請瀏覽「電子版香港法例」（http://www.elegislation.gov.hk）。

香港醫療廣告不可出現

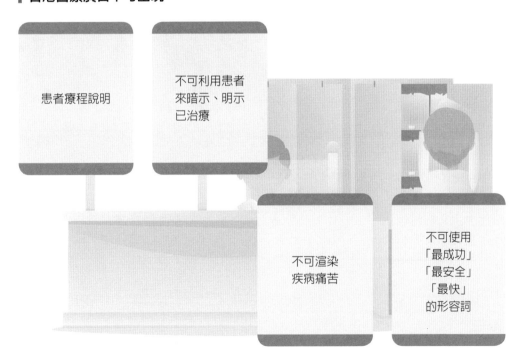

患者療程說明

不可利用患者來暗示、明示已治療

不可渲染疾病痛苦

不可使用「最成功」「最安全」「最快」的形容詞

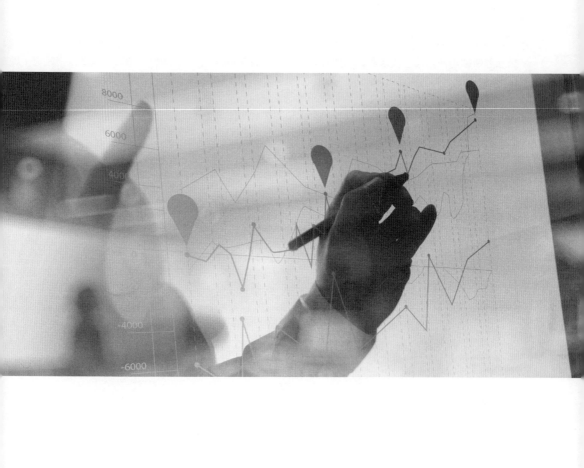

從兩岸到亞洲醫療產業經營

3

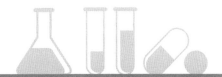

Unit 3-1 臺灣醫療產業經營

臺灣醫療服務功能分類

臺灣擁有全世界最好的社會保險制度全民健保，自從1995年實施全民健保，臺灣的醫療產業依其醫療服務功能的經營型態，可區分為四大類型：「醫學中心（教學醫院）、區域醫院、地區醫院、基層醫療（診所）」的經營方式。

臺灣醫療走向二極化發展

臺灣隨著經濟起飛，民眾所得M型化分配及社經環境因素的改變，也使得民眾的就醫習慣隨著改變，民眾的就醫習慣也走向二極化：醫學中心、基層醫療診所；又在「全民健保總額給付、點值」的限制影響下，臺灣醫療院所的經營除了既有的「社保醫療（健保）」，也隨之發展走向「自費醫療」。

臺灣醫療再進化

臺灣正面臨人口老化、少子化、疾病型態改變，整合性照護需求增加等問題？為提供民眾優質的健康照護服務，使每個人可享有無差距的醫療資源。政府推動4年期的「新世代健康領航計畫」，為達到「服務品質加值、服務人力加值、健康產出加值及健康產業加值」等4項核心目標，此計畫全力推動實質內容，包含：「醫療與公共衛生服務體系再造、公立醫療資源整合與功能再造、建立優質之緊急醫療救護體系、強化持續性健康照護體系、加強山地離島、原住民醫療保健服務、強化精神衛生體系、推展病人安全及以病人為中心之醫療作業、全面提升醫療機構與醫事機構照護品質、醫事人力規劃與推展全人照護訓練制度、發展國際醫療衛生交流、推動醫療服務國際化」等子計畫，期望透過該計畫達到無差距的醫療目標。

臺灣醫療走向國際發展國際醫療及醫療觀光

在「臺灣醫療服務國際化行動計畫」，則是藉由推動「重症醫療」及「觀光醫療」，將臺灣醫療優勢及價值推廣至國際，創造臺灣獨特的醫療品牌與形象。

臺灣醫療觀光已然成形，臺灣發展醫療觀光，包含二大本質：「一是醫療、二是觀光」，依據醫國際醫療觀光客對於此二種主體的需求不同，可建構的臺灣醫療觀光「創新經營模式」，可分為五大類型：「國際醫療、商務醫療觀光、自助式醫療觀光、配套醫療觀光、保健旅觀光」等。

臺灣醫療觀光成功關鍵因素

臺灣自從推動醫療觀光以來，對於醫療院所如何發展有特色的醫療觀光經營模式，「醫療觀光成功之關鍵因素」有以下10點：
1. 以主題式套裝規劃。
2. 明確的商品訴求。
3. 商品定位及定價。
4. 誰會是潛在客戶。
5. 視訊諮詢，做好行前服務。
7. 建構策略聯盟網絡。
8. 韓國、泰國、新加坡是最佳標竿學習
9. 誰來主導。
10. 細節、專業與品質才是核心。

▌臺灣醫療院所依功能分類

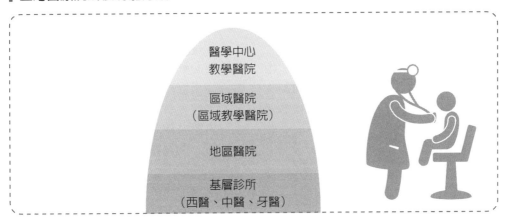

▌就醫療習性與醫療院所經營

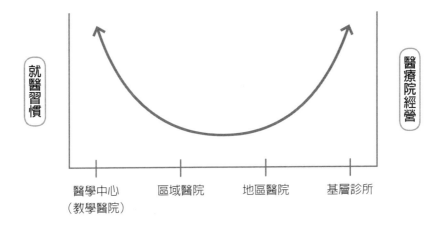

▌臺灣醫療觀光成功之關鍵因素

❶ 以主題式套裝規劃

❷ 明確的商品訴求

❸ 商品定位及定價

❹ 誰會是潛在客戶

❺ 視訊諮詢，做好行前服務

❻ 建構策略聯盟網絡

❼ 韓國、泰國、新加坡是最佳標竿學習

❽ 誰來主導

❾ 細節、專業與品質才是核心

Unit 3-2 中國大陸醫療產業經營

中國大陸近二十年來在經濟快速成長，隨之高端醫療需求也持續增加，中國大陸為此不斷進行多次的醫療體制改革，就是展望在未來醫療發展和經濟發展一樣快速起飛。

醫療市場開放

中國大陸從2000年開始，就已經對醫療市場陸續開放，於2000年2月所發布《關於城鎮醫療體制改革指導意見的通知》；2000年7月1日制定《中外合資、合作醫療機構管理暫行辦法》；並在2009年宣布正式推動醫療改革，此次改革的目標是基礎農村醫療系統，主要是因為北方和內陸地區的鄉鎮衛生院缺少標準配置或重複配置現象嚴重；在2010年發布「《關於進一步鼓勵和引導社會資本舉辦醫療機構的意見》、十二五規劃、與臺灣簽訂「兩岸經濟合作架構協議」（ECFA）」等，這些政策條例中都對於醫療產業提出相關的開放及管理辦法。藉此讓有興趣進入中國大陸醫療產業的外資機構，有了明確的規範及進入市場機制可依循。

醫療供需快速成長

中國大陸衛生部在2011全國衛生統計年鑑數據指出，目前大陸全國的各式醫療院所共有936,927家，其中民營的醫療機構僅有7,068家，大約只有千分之七，連百分之一都不到，占全國醫療院所的比例極低，規模小的驚人。

在2011年3月由中國大陸國務院所發布的《中華人民共和國國民經濟和社會發展第十二個五年規劃綱要》（簡稱十二五規劃）內對於醫療的政策，延續了新醫改的政策精神，並繼續落實基本醫療衛生制度的建立和加速醫療衛生產業的發展，其重點分為：「加強公共衛生服務體系建設、加強城鄉醫療服務體系建設、健全醫療保障體系、完善藥品供應保障體系、積極穩妥推進公立醫院改革以及中醫藥發展」等六項重點進行強化，可看出中國大陸的醫療市場如右頁上圖所示，正在快速成長中。

借鏡臺灣經驗發展

中國大陸在「醫療政策」及「醫療供給」，都借鏡臺灣醫療經驗發展；又在大陸經濟起飛，大陸所得分配也呈現「M型化」的發展，消費模式也走向二極化的消費類型，一級城市的消費力愈來愈強，中國大陸高端人民隨著「高所得、高消費力」，對於醫療供給，也不再走到一般醫療院所（社保醫療），反而會到三甲醫院或外資醫院尋求「專家門診（自費醫療）」的醫療。

僅對臺開放獨資合資醫院

因此，中國大陸也開放「外資醫院、診所及臺資醫院」的設立，但目前還未開放臺資在中國大陸設立私人診所。僅在ECFA早收清單就有針對臺資醫院進行說明，包括了可以在大陸大都市地區如上海、江蘇、福建、廣東、海南等五地設立獨資醫院，以及其他地區可以合資、合作方式進行投資；以及多項相關資源，進行零關稅或低關稅進行進出口，對於醫療產業來說都是一項很有效的利基。

中國大陸醫療院所分類

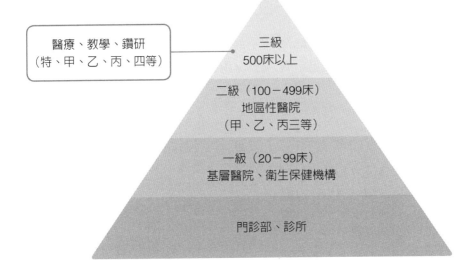

醫療、教學、鑽研
（特、甲、乙、丙、四等）

三級
500床以上

二級（100－499床）
地區性醫院
（甲、乙、丙三等）

一級（20－99床）
基層醫院、衛生保健機構

門診部、診所

中國大陸三種主要支類型比較

中國大陸三種主要支付類型的比較

付費種類	成本控制 ★★★	可實施性 ★★★	效率 ★	對療效影響
總額預付制	中央計畫體制能達到有效保障體現中國醫療社會保障的性質	很容易達到成本控制效果	無法區分不同人群對醫療服務的要求，無法區分級性疾病，也不能對醫生進行有效激勵	一個價格信號，難以保證對症下藥
按人頭付費	★ 難以控制成本，不同個體之間按差異巨大	★ 難以個人層面上實施、分類、轉移、監控	★★★ 容易就不同收入水平的人群進行畫分	★★ 容易就不同收入水平的人群進行醫療匹配
按病種付費	★★ 能在合理範圍內區別個體差異	★★ 對具體的病種定義可能帶來一定複雜性	★★ 介於總額支付制和按人頭付費之間	★★★ 對於患者，能夠有效地對症下藥

註：我們用興及衡量各項指標有效性，3星代表最有效
資料來源：中國大陸高華證券研究

Unit 3-3 香港醫療產業經營

香港的醫療服務，在亞洲區具有相當的醫療技術優勢，且具有綜合性的優勢。香港醫療院所的醫療設備先進，管理規範，醫護人員的專業素養和服務水準高，在不少醫療專科領域，香港的醫療技術具有世界級水準。

香港醫療產業現況

香港醫療體系分為公立和私立兩部分，在公立醫療院所就醫可得到政府醫療補助，在但在私立醫院或是私人診所就醫，則無補助。有兩間醫學院分別是香港大學李嘉誠醫學院及香港中文大學醫學院，讓公立醫院作為教學醫院和研究基地。

香港有43間公立醫院和醫療機構、49間專科門診及73間普通科門診，截至2018年底，香港的公營醫院病床數約22,027張，而香港約90%的住院服務是由公營醫院所提供。儘管私營醫院的服務只占一成，有非常大的發展空間。

香港醫療走向「自費醫療」發展

香港醫療亦走向「自費醫療」的服務模式，所以在香港人的心目中，香港私立醫院的服務比公立醫院還要好。自1999年起，香港十二家私立醫院，自願接受英國全國性醫療服務地區評核機構(Trent Accreditation Scheme)兩年一次的稽審評鑑，其醫療標準及服務素質全部達標，部分醫院更超過了英國本地醫院的水準。香港醫療產業除了有完善公共醫療服務的同時，更以私人投資或上市集資等方式，擴建私立醫療院所，一方面為香港本地自費醫療需求提供服務，一方面吸引中國大陸、世界各地的人前來進行自費醫療服務。

由於香港的醫療水準及醫生的專業較很多地區為高，醫療服務管理亦比較好，不少中國大陸高端客戶，願意付出較高價錢得到較好服務，因而選擇來港就醫（自費醫療），使其香港高端自費醫療快速發展。以婦產科為例，有某私營醫院的四成收入來源是來自婦產科。12間私立醫院的（2018）一年總營業額，估計超過60億港元，自費醫療開支占整體香港生產總值2.7%，與服務近九成病人的公營醫院相近。

以中國大陸高端客戶為主要市場

香港醫療服務，正處於與中國大陸整體發展規劃和需要相銜接。而中國大陸對醫療服務的市場需求，也為香港醫療供給之一。

對中國大陸民眾而言，多年來反映了在香港是「看病難、看病貴」，「難」是第一、「貴」在其次。而「貴」是由藥品價格虛高導致。香港自費醫療收費雖然高，但醫療技術好，服務人性化，中國大陸高端患者也會感到物有所值。

香港醫療產業長期發展，已走向「自費醫療」的經營模式，在醫療服務對象，除香港本地高端客戶外，最主要還是以中國大陸高端市場為主，且以定位在中國大陸中高端收入族群。另外由於中國大陸人來往香港越來越便利，實現了當日來回就診「同城化、二十四小時生活圈」。

香港醫療體制

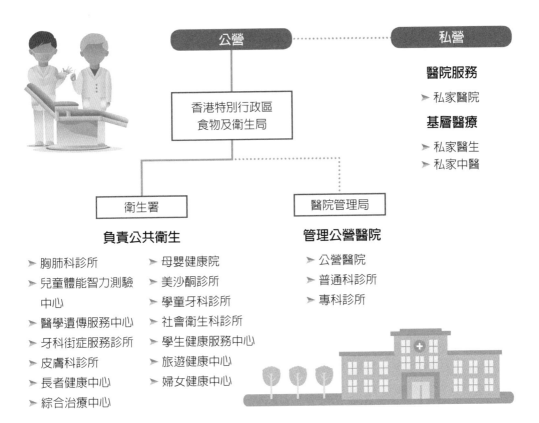

香港醫療院所分類

香港醫療分類	醫療服務特色
公立醫院	公立醫院是指由香港政府出資成立及營運，但不屬政府部門的半官方機構。香港的公立醫院提供價廉物美又完善的醫療服務，能為有需要的人士提供援助，如普通科診療服務、專科診療服務及注射與敷藥服務等。
私立醫院	私家醫院即是一些私營化醫院，提供個人化的醫療服務，醫生可關心病人多一點，環境亦舒適親切一點。但另一方面，私營化醫院的收費比公立醫院來得昂貴，根據病人之病情和需要收費。
私家診所	除大型的公立、私立醫院外，香港還設有許多小型的私家診所，提供簡單的內科診療服務和免疫注射服務。收費比公立醫院昂貴，比私立醫院便宜。

Unit 3-4 澳門醫療產業經營

　　在澳門特區政府成立後，積極提升和優化醫療保健素質，加強與中國大陸醫療部門的合作。由於澳門人口過少，重大疑難病症數量不多，缺乏高水準的專科醫生，專科醫療的水準較低，對於重大疾病的治療較爲落後是目前澳門醫療的重大缺陷。

醫療主管機關

　　澳門衛生局是專責澳門的醫療及食物安全以及執行政府的醫療衛生政策的政府部門。衛生局是具有行政、財政及財產自治權的公共機構，並受澳門特別行政區政府社會文化司監督。衛生局轄下的仁伯爵綜合醫院以及各間衛生中心而澳門公共和私人機構活動的公共衛生則由澳門衛生局負責協調，衛生局並要通過專科和初級保健服務（諸如預防疾病和健康促進）來確保公民健康。

醫療供需模式

　　澳門現有人口超過62萬多（2017年底），有四種類型的專業醫療機構提供居民醫療服務：

1. 由政府開辦：仁伯爵綜合醫院（俗稱：山頂醫院）爲公立醫院，是一所具備先進設備配套的現代化醫院，提供住院、門診、急診及其他專科服務，門診共有93個分科。

2. 非政府設立的醫院：鏡湖醫院隸屬鏡湖醫院慈善會，創辦於1871年（清同治十年），是一所由華人創辦和管理的慈善醫院。目前，鏡湖醫院已發展成爲一所現代化的綜合性教學醫院，集醫療、預防、教學和科研於一體。

澳門科技大學醫院，隸屬於澳門科技大學基金會，是一所現代化的綜合性醫院，同時也是澳門科技大學中醫藥學院、健康科學學院及藥學院的臨床帶教基地。醫院設有中、西醫門診各個專科，同時配備多個優質臨床中心。

3. 第三類是由民間社團開辦的醫療診所，如同善堂診所、街坊會醫療所等。

4. 第四種是全澳門目前約有七百多所私人診所，包括三百多家西醫診所、二百多家中醫診所、一百多家牙醫診所爲居民提供初級的醫療服務。

　　由於澳門重大疾病的發生率不高，因而對心腦血管疾病、癌症、惡性傳染病等專科治療的經驗不足，亦缺乏更專業的醫療團隊，以至稍有經濟條件的澳門居民，都會選擇去鄰近地區如廣州或香港，找尋知名的大醫院就醫。而澳門目前最主要的醫療提需服務模式，還是以自費醫療爲主。

　　澳門也沒有醫學院，要主修醫科的澳門人只能在外地修讀（如香港大學）。但學成歸來之後，這些學生又一律要經澳門相關部門的學歷認可，才能在澳門正式行醫。而當地的護士則由澳門理工學院和澳門鏡湖護理學院負責培訓。

以自費醫療發展為核心

　　由於澳門只有兩家大型綜合性醫院，醫生就業機會有限，因而超過60%的醫生都會選擇開辦私人診所或受聘於私人醫療機構，發展自費醫療項目。

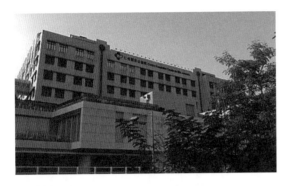

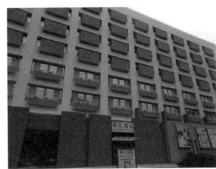

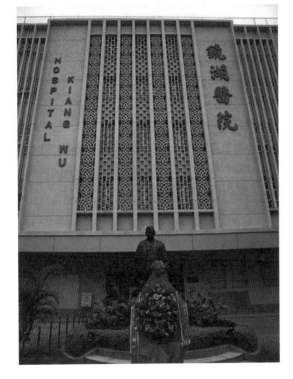

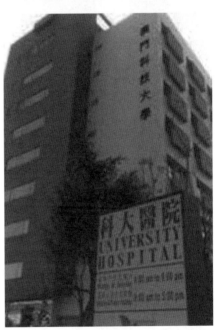

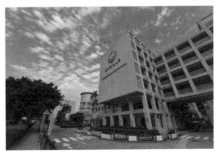

Unit 3-5 從兩岸到亞洲 —— 新加坡醫療產業經營

新加坡醫療體系

新加坡醫療體系的風格與英國很相似，嚴格而且謹慎。公立醫院還承擔著一個重要的責任，把守從學生成為醫生的最後一關。在新加坡，醫科大學的學生畢業後，必須先到公立醫院學習、培訓和服務一段時間。

經過實習，合格後，才算是真正「畢業」，具有醫生資格，而後可以選擇進入私立醫院或者自己開診所。

由於新加坡建立了一套完善的醫療保健機制，因此病人們隨時隨地都能享受全面周到、費用合理的醫療服務。

新加坡醫療機構

1. 公立醫院

新加坡現有7家公立醫院，其中包括5家綜合性醫院、1家婦幼醫院和1家精神病醫院。

非新加坡公民和永久居民住院時只能選擇A類病房（單人病房／雙人病房）或B1類病房（四人病房）。新加坡衛生部對公立醫院的所有收費項目進行了明確規定，涵蓋了完成全套檢查所需的就診費。

新加坡還有包括腫瘤科、心臟科、眼科、皮膚科、腦科和口腔護理在內的6家專科醫療中心。

2. 私立醫院

新加坡擁有多家私立醫院，包括「康健醫藥專科中心（Camden Medical Centre）、東海岸醫院（East Shore Hospital）、鷹閣醫院（Gleneagles Hospital）、安徽尼亞醫院（Mount Alvernia Hospital）、伊麗莎白醫院（Mount Elizabeth Hospital）以及萊佛士醫院（Raffles Hospital）和湯姆森醫療中心等」。私立醫院大都提供高級病房或VIP病房，也會提供特殊醫療服務。

3. 其他醫療服務

新加坡還設有多家專科診所，可提供牙科、眼科等專業醫療服務。

完善的醫療保險制度

新加坡的醫療保障制度彰顯了公平與效率的原則，形成了多元化和合理的籌資機制，政府補貼、保健儲蓄、健保雙全、保健基金四者相結合。新加坡政府對全體國民的醫療保健服務給予較多的補貼（按提供的服務量撥付給醫院），病人在國立診所接受門診服務，只需支付50%的服務費用，兒童和60週歲以上的老人只需支付25%，其餘由政府補貼。

講中文也會通

新加坡華人很多，奉行多語言教育，幾乎所有的醫生都會說中文，而且很多醫生都能應用流利的中文講解病情。

新加坡醫療觀光

新加坡是東南亞地區率先推動國際醫療，在政府積極推動下，每年至少吸引20萬名的外籍患者至新加坡使用醫療服務，一年可創造30億美元以上的營收。

　　吸引國際醫療觀光客（患者）到新加坡就醫的眾多原因，除了新加坡醫院的環境整潔、設備齊全，醫護人員技術精良、整體醫療服務品質有效率外，還有具競爭優勢的價格。

　　新加坡手術費用相較於歐美國家低，患者在美國或英國進行手術，僅僅手術費用即可等於在新加坡手術費用加上住宿及旅遊等其他費用，可便宜約30%～80%，且高端的醫療設施和低犯罪率的安全感，是吸引國際醫療觀光客（患者）到新加坡主要的原因。

新加坡醫療機構

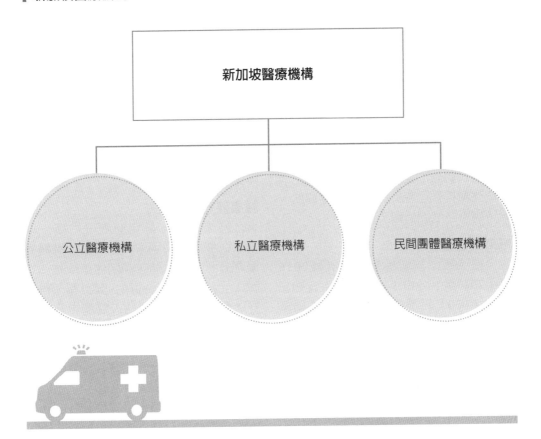

新加坡醫療機構

公立醫療機構　　私立醫療機構　　民間團體醫療機構

Unit 3-6 從兩岸到亞洲 —— 馬來西亞醫療產業經營

馬來西亞以私立醫療機構為主

馬來西亞醫療服務體系，主要可分為公立及私立醫療機構（包括政府所屬醫院、軍醫院及學校附設醫院等），並以私立醫療機構（醫院、診所）為主要服務提供者，由私立醫療機構提供69%左右的門診服務及26%的病床。

馬來西亞整體醫療支出占GDP比偏低，主要是因為醫療機構以私立醫療機構為主。馬國政府的醫療照護費用雖然低，由於在公立醫院看病無法依個人醫療需求選擇醫師，而且等待時間長，因此經濟能力較佳的華人或國際人士則選擇醫療照護品質較高且收費高的私人醫療體系。

馬來西亞私立醫院的收費約是臺灣的三到五倍。馬來西亞私立醫院醫師提供病患一對一的全程服務，即病患由同一位醫師提供全程的治療及必要協助，給予病患高度的信賴及安全感。

馬來西亞醫療政策

在「第十一屆馬來西亞計畫2016年至2020年」（Eleventh Malaysia Plan 2016–2020）為馬來西亞五年內之國家整體發展架構，而衛生則被視為該計畫的要素之一。馬來西亞政府已頒布四項有關衛生部門之國家戰略：

1. 強化協助，特別是對醫療服務不足的社區。
2. 改善醫療服務系統，以取得更佳的健康結果。
3. 提高能量，以提升人民對醫療服務的取得性。
4. 與私部門及NGO進行密切合作，以提升人民的健康意識。

為支持前述戰略，馬來西亞衛生部進一步訂定「衛生部戰略計畫2016年至2020年」（Ministry of Health Strategic Plan 2016–2020），以「共同努力改善健康的國家」（Nation Working Together for Better Health）作為其目標。

國際專業認證的醫療團隊

馬來西亞有33所醫科大學，醫生數量龐大，每400個馬來西亞人里就有1個醫生，所有國內醫療業執行人員均需符合國家《專職醫療人員法令》，擁有專業安全的醫科服務水準。主要畢業或進修於英、美、澳等國家，並精通英文、普通話、粵語等語言，完全不會有溝通障礙。

醫療觀光

馬來西來，是亞洲唯一由衛生局推廣醫療觀光的國家，主要提供的醫療服務有「人工生殖、高階健康檢查、心臟、骨科、腫瘤、疼痛、醫美和牙科」等。現共有逾238間私人醫療中心為世界各地的遊客提供各級別的醫療服務，這些醫院都受馬來西亞健康品質協會及國際醫院評鑑的監督和管制，讓前來就醫的人們免去很多後顧之憂。

除了由政府積極主導推動外，私立醫院在海外的行銷推廣也很積極，除了透過醫療觀光、觀光旅展參展提高知名度外，在目標市場刊登廣告、積極設立

服務據點，以及提供簽證友善服務，都是促使馬來西亞推動國際醫療服務成長快速的主要原因。

馬來西亞政府將「檳城、巴生谷、馬六甲、柔佛依斯干達經濟特區和亞庇」打造成五大醫療旅遊中心，並有不同的瞄準客群。其中，依斯干達經濟特區則以新加坡客為目標，亞庇則瞄準日本、中國大陸和韓國人。

▌馬來西亞醫療體系

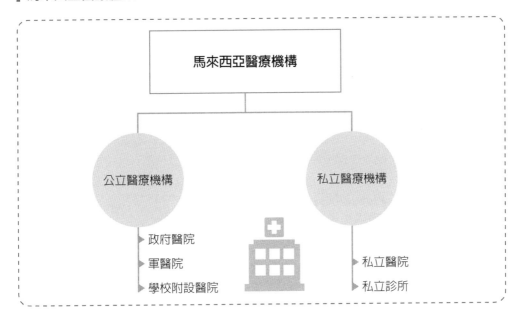

▌馬來西亞國家醫療政策

1　強化協助，特別是對醫療服務不足的社區

2　改善醫療服務系統，以取得更佳的健康結果

3　提高能量，以提升人民對醫療服務的取得性

4　與私部門及NGO進行密切合作

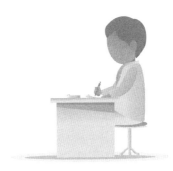

Unit 3-7 從兩岸到亞洲 —— 菲律賓醫療產業經營

以私立醫療院所為主的醫療機構

菲律賓醫療主要是由公私立的醫療機構提供，中央主管機關是菲律賓衛生署（Department of Health, DOH），主要是制定國家健康衛福政策方向，以及建立技術標準和指導方針；而地方政府則從1991年「地方政府法」（Local Government Code, LGC）頒布後，取得醫療服務提供的自主權，但仍須透過健康發展心（Centres for Health Development, CHDs）接受DOH之指導。

省級地方政府（Provincial Governments）提供二級醫療照護服務，而市級地方政府（City and Municipal Administrations）則提供初級醫療服務。私立醫療機構提供之醫療服務則為全面性，並且多集中在菲律賓主要城市，菲律賓大多數是私立醫院，公立醫院僅占30%左右。

菲律賓私立醫院的執業醫師皆有專業教育與訓練，多數是出國受訓或取得認證，也都在一些受國外醫療機構認證或是與其結盟的醫院工作。

醫療健康政策目標

菲律賓「健康議程2016-2022」（Philippine Health Agenda 2016-2022）中，因應了菲律賓整體醫療體系中，財政資源缺乏、醫療資源分布不均、偏遠地區醫療品質不佳等問題，而制定2016年至2022年的國家醫療與衛福發展方向與目標。對此，針對以下問題進行改善：

1. 改善醫療基礎建設：一人增加基礎醫療設施與服務之覆蓋率，並為貧困家庭與特殊族群年度健康訪視，並發展綜合醫院培植專業培訓與研究之實驗室，且設立專責監督機制。

2. 增加醫療保險預算：加強各醫療預算之功用，避免與全國性醫療保險機構（PhilHealth）重疊，並擴大PhilHealth涵蓋範圍（如門診、藥品等），同時確保PhilHealth費用涵蓋醫療護理費用且以品質為基準。

3. 強化醫護人員專業培訓：修訂醫療職業課程計畫，以符合當地與國際趨勢，提供偏鄉地區全額獎學金，並為所有醫科畢業生制定強制性回國服務機制。

4. 建置電子醫療：採取電子作業，包括醫療設施之登錄、臨床與用藥記錄等。

5. 提升醫患關係：建立透明化與責任制的醫療資訊，以強化醫療服務品質；平等對待所有病人，並推動各公部門與私人支持醫療政策。

菲律賓醫療費用大部分仍仰賴自費，導致自費額度高，其占醫療總支出48%。

菲律賓醫療觀光

菲律賓國家貨幣披索較美金相對弱勢，昂貴的醫療手術在菲律賓可用與已開發先進國家相對較低的費用完成。這就是為什麼菲律賓的醫療觀光一直流行的原因。

　　菲律賓高端的私人醫院雖然會讓患者付出高額的醫療費用，但相較於已開發國家中世界頂尖的醫療機構，其價格算是便宜的。例如，在美國的腎臟移植手術通常花費約20萬美金，但在菲律賓只需100萬披索，約23,809.5美元。在菲律賓進行手術的費用比在美國便宜了80%。

　　菲律賓有許多因素成為醫療觀光的首選，其中最重要的因素，是有「高端的私人醫院、高端私醫療照護設施、語言」能夠符合醫療觀光患者的需求。

▌菲律賓「健康議程2016-2022」（Philippine Health Agenda 2016-2022）國家醫療與衛福發展方向與目標

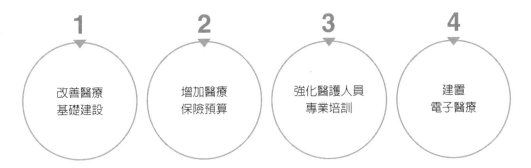

1	2	3	4
改善醫療基礎建設	增加醫療保險預算	強化醫護人員專業培訓	建置電子醫療

▌菲律賓醫療觀光優勢

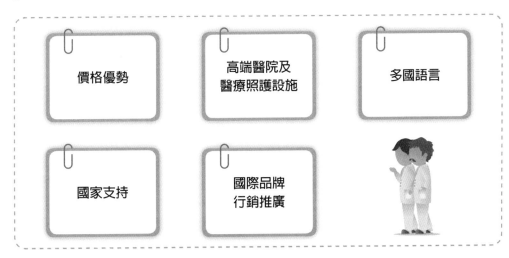

- 價格優勢
- 高端醫院及醫療照護設施
- 多國語言
- 國家支持
- 國際品牌行銷推廣

Unit 3-8 從兩岸到亞洲 —— 泰國醫療產業經營

以公立醫院為主力

泰國的醫療機構主要以公立醫院為主私立醫院為輔，公立醫院數量為私立醫院數量之 4 倍之多。泰國前50大醫院中，僅一家康民醫院（Bumrungrad International Hospital）為私立醫院，其他均為公立醫院，其中床數都是大於1,000床的公立醫院約有10家，前三大公立醫院都超過2,000床。

泰國健保特色

泰國健保施行多年，主要具有三大特色：

1. 是買、賣雙方分離，購買者及醫療服務提供者不同，可相互制衡。
2. 在泰國，相當大比例的民眾從事非正式部門勞動，例如司機、自營作業者、農夫等，約占75%，這些非正式部門的民眾，醫療費用全額給付，無另外收費。
3. 以支付制度控制醫療成本。

約 90%以上的民眾享有政府健保，私人自費就醫者較少。

醫療政策

泰國與世界衛生組織（WHO）進行每五年一期的國際合作計畫，稱為「世界衛生組織國家合作戰略（CCS）」，在（2017-2021）CCS計畫中，泰國與世衛組織WHO，就下列議題進行合作：

1. 抗生素耐藥性問題
2. 全球衛生外交（包括國際貿易與衛生）
3. 境內移民健康
4. 非傳染性疾病
5. 道路交通安全

國際醫療與醫療觀光

打造泰國成為亞洲醫療中心（Medical Hub of Asia）十年計畫，基於醫療院所眾多、價格相對低廉且觀光業興盛，泰國政府深知自身醫療服務具備跨領域結合之潛在優勢。此國際醫療政策重點在：一是發展高品質、價格低廉的國際醫療服務；二是扶植國內醫療器材產業。

另外，私立醫院多為國際醫療院所，主要病患為外國人，例如：康民醫院（Bumrungrad International Hospital）、三美泰醫院（Samitivej Hospital）與曼谷醫院（Bangkok Hospital）合稱泰國三大星級國際醫院。泰國獲得國際醫院評鑑（JCI）的醫院數量亦居於東協國家之冠，在1207家醫院中已有超過61家醫院通過JCI評鑑，高於馬來西亞（14家）、越南（4家）、印尼（26家）、菲律賓（5家）等東協國家。在泰國政府強力之支持及推廣，有計畫將泰國打造為亞洲醫療中心（Medical Hub of Asia），讓泰國逐漸在醫療觀光產業嶄露頭角。

泰國在強化國際醫療服務與醫療觀光，每年吸引超過 250 萬之國際醫療觀光客（患者），主要來自中東、葉門、沙烏地阿拉伯、緬甸、柬埔、歐美寮等國家。泰國醫療觀光，大部分集中於曼

谷地區及其他重要觀光城市，如普吉、帕達雅、清邁等地，最主要的醫療服務包括「健康檢查、近視矯正雷射手術、醫美手術、牙齒植牙、外科手術及復健」等。

CCS計畫中，泰國與WHO進行戰略合作

1. 抗生素耐藥性問題
2. 全球衛生外交（包括國際貿易與衛生）
3. 境內移民健康
4. 非傳染性疾病
5. 道路交通安全

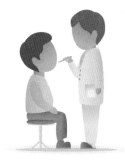

康民醫院Bumrungrad Hospital

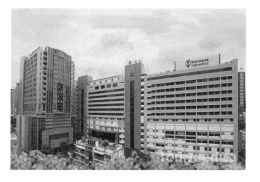

三美泰醫院 SAMITIVEJ Hospital

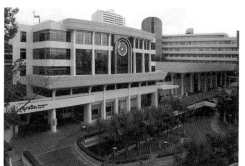

曼谷醫院 Bangkok Hospital

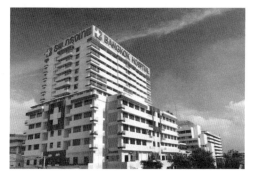

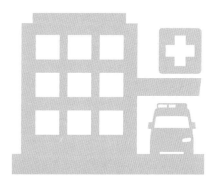

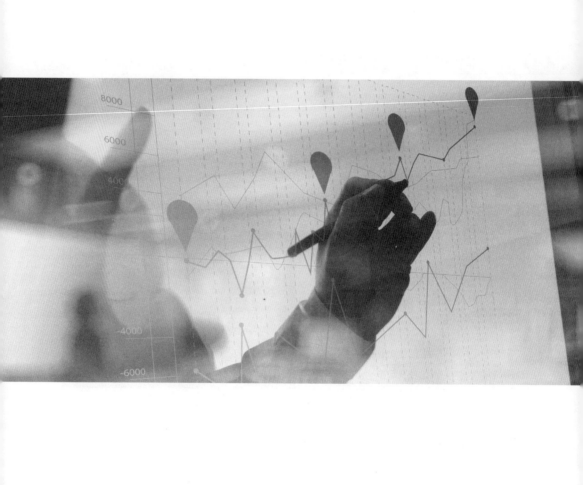

認識品牌

4

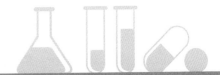

Unit 4-1 品牌定義

何謂品牌

「品牌」是自費醫療的靈魂,品牌可以讓自費醫療在過度競爭市場中脫穎而出,與競爭者進行區隔,突顯出自費醫療的價值所在,可以讓利益關係人(社會大眾、潛在患者、既有患者)快速在眾多自費醫療中,指名就醫回診的價值。

名人談品牌

在建立自費醫療品牌前,先來了解頂尖人士、公司、協會他們怎麼談品牌:

1. 美國行銷協會(American Marketing Association, AMA)

「品牌是一個名字(Name)、術語(Term)、標誌(Mark)、符號(Symbol)、設計(Design)或是這些的綜合體,是用來與競選者做區別之用。」

2. InterBrand品牌顧問公司

「品牌是無形資產的關鍵項目,可以創造企業(醫療院所)價值。」

3. 菲力普 柯特勒(Philip Kotler)

「品牌代表著一個名字、名詞、符號、象徵或設計,或是這些的總和,藉由品牌能夠讓人辨別出產品或是服務及時所屬的公司,並且和競爭者產品產生區別。」

4. 奧美廣告創辦人大衛奧格威

「品牌是錯綜複雜的象徵,是品牌屬性、名稱、包裝、價格、聲譽、廣告等無形的總和,同時也因消費者使用而有印象。」

5. P&G執行長雷富禮

「一個成功的品牌,即是對消費者永遠不變的承諾(Commitment)及約定。公司一定要堅守此種約定的價值才行,並且從不怠慢的努力縮短與消費者的距離,以及要不斷的讓消費者感到驚喜。」

6. Unilever董事長邁可‧貝瑞

「品牌者擁有品牌」、「品牌是消費者如何感受一個產品」、「品牌代表消費者在生活中對產品與服務的感受,而滋生的信任、相關性與意思的總和。」

7. MULLEN

「當一個人看到這家公司的商標、產品、總部、公司代表性設計時,心中所產生的所有思想、感覺、聯想及期望的總和。」

8. Farquhar

「品牌是指一個名稱、符號、標記,其能附加產品,除了功能性目的外的其他價值(Value)。」

9. Richard Koch

「品牌就是組織給一項產品或是業務的一個視覺設計或是名字,它的目的是為了和競爭者產品有所區隔,並向消費者保證這是品質穩定、優良的產品。」

10. Booz Alln & Hamilton

「品牌是與市場溝通重要資料,以及影響採購決定的一種快速記方法。」

▎名人談品牌

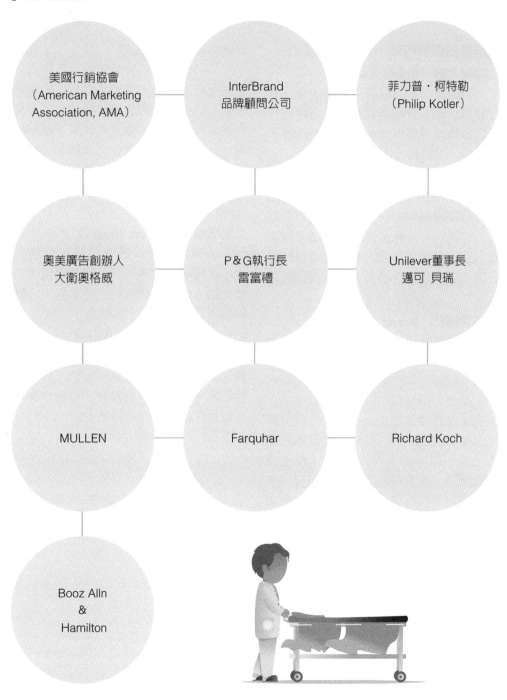

Unit 4-2 品牌內涵（Brand Connotation）

品牌最主要的內涵，有六大內涵

1. 品牌名稱（Brand Name）

醫療院所在為品牌取名時，要「發音簡單易記、有關聯具意義、有特色、具想像性、可信度、長久性、易識性、保護性」等特質。

2. 品牌個性（Brand Personality）

品牌個性是一種讓人容易分辨出此醫療院所屬性的一種方式，能夠引起人們的關注。品牌個性可以創造品牌的認同感、品牌知名度、同時也可以傳達品牌主要利益特性給最主要的利益關係人。

3. 品牌標誌（Brand Logo）

品牌標誌簡稱品牌標，而品標在設計時，應可以讓人容易視別出此品標的意涵，品標可以跟競選者有鮮明的區別性。品標可以分成二種，一是以文字表示的文字品標，如Acer、HTC、長庚醫院、臺大醫院等。二是以圖騰表示的圖騰品標，如NIKE的勾勾圖騰、長庚醫院的圖騰、臺大醫院的圖騰等；目前多數醫療院所的品標多數都是同時應用文字、圖騰二種品標。

4. 品牌標語（Slogan）

品牌標語是具有能夠描述及可及可以說服利益關係人對於品牌認知的溝通功能。品牌標語對於品牌權益而言，具有非常高的效率，最大的效用，就在於用一句短語，幫助社會民眾快速了解品牌與眾不同之處。如；全家超商（全家是你家）、7-11（有7-11真好）、NIKE（just do it）。

5. 品牌歌曲（Brand Jingles）

品牌歌曲，多數會被應用在廣告中，成為廣告歌曲。將品牌音樂旋律中藉此讓人容易且快速的記得品牌。品牌歌曲可以是輕音樂、合唱曲、單曲等。

6. 包裝設計（Package Design）

包裝設計必須要達到「能夠辨識品牌、傳達品牌訊息資訊、便於了解」。醫療院所的品牌包裝設計，多數會應用在醫材、醫藥等的品牌為主。

▍品牌六大內涵

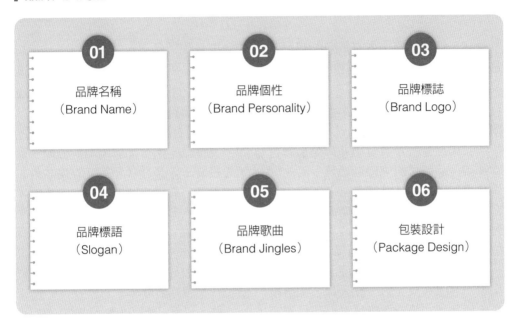

▍品牌內涵特點

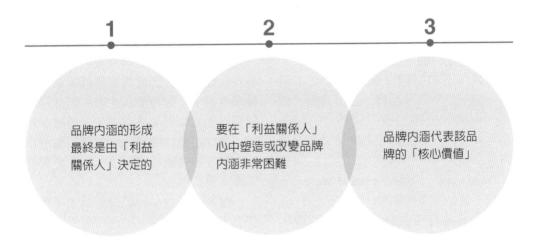

Unit 4-3 品牌經營的五大謬誤

在品牌經營時，會有很多的誤解或是錯誤的觀念，然最常發生的五大謬誤及認知：

1. 品牌經營負責單位是「品牌行銷部門」？

品牌經營負責單位絕非只是品牌行銷部門。品牌是用來跟其他競爭者之間做最大區別之用。品牌包含了所提供的醫療、醫療技術、醫師、產品、服務、醫療供應鏈等特質，因此負責品牌經營的應該是全體同仁，上至院長、副院長、部室主管、醫師、護理人員、櫃檯小姐、客服人員等第一線人員，都應投入參與品牌的經營與維護，而不是單一品牌行銷部門的事。

品牌行銷部門只是品牌經營上的一個統籌單位，更重要的是需要全體同仁，同心協力共同維護及經營品牌，才能讓品牌更具效益及價值。

2. 品牌只是一個「圖騰」？

品牌不只是個「圖騰」，更不只是一個「品牌名、品標、註冊商標、標語、促銷、公關」等，只要常常打廣告，就可以打響品牌知名度。更多人誤將品牌認定就是個有申請註冊的商標（Trade Mark）或品標（Brand Mark），這只不過是品牌範疇的一部分而已。

另外常打廣告就被視為是品牌，也是一種錯誤認知，只想靠打廣告是不能強調品牌價值與承諾，也無法取得民眾認同。很多醫療院所無不在電視或是網路投資大錢強打廣告，仍無法增加品牌認同及創造品牌知名度的例子比比皆是。因此品牌經營是需要策略性及全面性思考。

3. 品牌是用錢堆出來的？

只要有錢大打廣告，就可打響品牌。其實並不然，品牌經營與維繫，除了要投資一定金錢（預算）打廣告外，更重要的是要投入時間、心力，人才、經營團隊共識，先讓內部認同品牌，創造品牌故事。由內而外，散發自同仁內心打動患者感動，才是強大品牌的價值，才會取得利益關係人對於品牌認同及提升品牌知名度。

錢，只是經營與維繫品牌的工具，而更重要的是需要團隊及品牌故事的建立，才會打動感動人心，創造品牌價值。

4. 品牌只要感性訴求？

品牌不全然是只有感性訴求，品牌經營在訴求上，應該著重在三大訴求，一是感性訴求：由於醫療及服務帶有醫治及人性關懷，因此需要感性訴求。二是理性訴求：醫療關係生命，因此除了關懷外更應以理解為訴求。三是專業訴求：醫療是跟時間賽跑，需要用醫療科技與醫療技術整合來醫治，因此更需要以專業為訴求。

醫療院所在品牌經營的訴求，應顧及三大層面的訴求，如此可吸引利益關係人的品牌認同及提升品牌知名度。

5. 品牌是無形的沒辦法計算價值的？

品牌是沒辦法計算出來的，是因為無法在會計科目上列出來。

當不重視品牌時，品牌價值就會沒辦法計算出來；當重視品牌時，品牌價值就會被反應在財務報表中，醫療院所財會單位可以協助將品牌價值，經由財會意義來解析醫療院所品牌的真正價值。

▌品牌經營五大謬誤

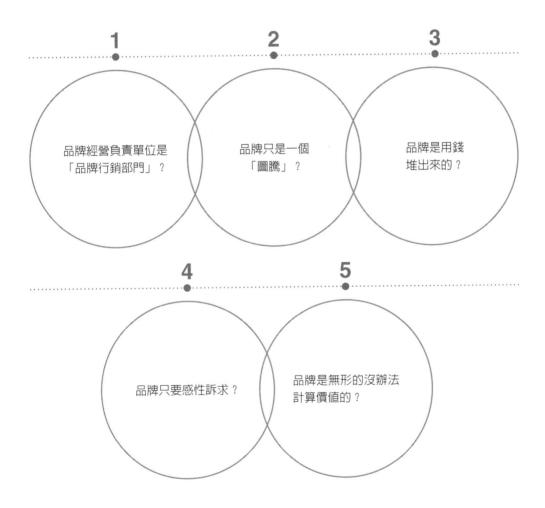

Unit 4-4 品牌相關名詞 I

醫療院所在經營自費醫療品牌前，須先對於一些與品牌有關係的名詞，要有所了解及界定清楚，避免混淆了意涵及錯誤引用或是使用。品牌相關的名詞有：

1. 產品（Product）

「產品」是一種具體有形物理屬性的組合，可讓人觸摸、感覺、看見或是感受的到，而且必須具備適當的功能滿足最起碼的需求，如醫材、藥品、醫療輔具。

產品是構成品牌的基礎元素要件，在品牌經營中，如果沒有好的產品，想要維持優勢品牌則不易，但有好的產品，也不一定能夠建構優勢品牌。

2. 服務（Services）

「服務」是一種無形的服務，需親身經歷其中，感受勝於一切，如飛機票、高鐵票、醫療（非醫療利為）服務。服務也是構成品牌價值的一部分，服務做的好有助於品牌認同及品牌知名度，反之則容易產生負評，對品牌亦會造成損害。

3. 品牌（Brand）

「品牌」是抽象的，是消費者對於這個產品、服務、這家醫療院所等一切感受的總和。

行銷學者Philip Kotler（菲利普・柯特勒）對品牌的定義是，「品牌是一個名字、名詞、符號或設計，或是上述的總合，其目的是要使得這項產品或服務有別於競爭者」。而奧美廣告公司則對於品牌的定義「品牌是消費者與產品之間的關係。而要保有長期品牌之道，必須對品牌付出愛心、情感與關懷；真正了解洞察並重視目標客戶的生活；與使用者或潛在對象保持親密且定期的對話」。

4. 品名（Brand Name）

「品名」只是品牌的一部分，可以發出聲音，唸的出來，可以讓人了解音跟意。例如：APPLE、NIKE、American Express、長庚醫院、臺大診所等都是品名。

5. 品牌標誌（Brand Mark）

「品牌標誌」也是品牌的一部分，是一種標誌、標幟字型、字體、圖型、符號設計、特殊顏色等，作為認知、識別之用。例如。例如APPLE筆電的蘋果圖騰、NIKE球鞋上的勾勾圖騰、臺大醫院的圖騰、長庚醫療的圖騰等都是品標。

6. 商標（Trademark）

「商標」是指已經註冊的品牌，由於商標是屬地主義，指的是在臺灣申請註冊的商標，可以受到臺灣法律的保護。商標所受保護範圍是依申請註冊品牌的「名稱、標準字型字體、圖案、象徵、設計顏色、聲音、歌曲或是以上的綜合體」，商標是用來與競爭者之間作為鮮明區隔方式之一。

▎品牌名稱

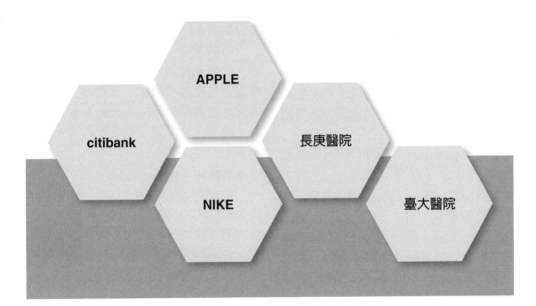

▎品牌標誌

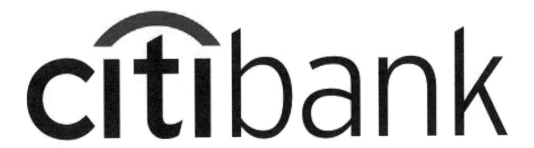

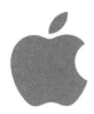 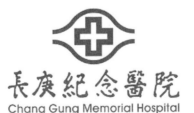 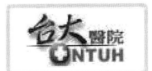

Unit 4-5 品牌相關名詞 II

相關的品牌名詞還有：

6. 品牌形象（Brand Image）

指的是由「品味、風格、成就、地位、感受」等因素所組成的「主觀本質」。是一種由品牌行銷企劃人員所創造出來的概念及結果。

品牌形象可驅動品牌資產的形成及累積，然後形成品牌價值。

7. 品牌權益（Brand Equity）

品牌權益是由財務人員所發展出來的評估方法，是一種對於品牌總體接受度的評價，是聯結品牌、品名、品標符號等資產和負債的集合，可能增加或減少該產品或服務對公司的和客戶的價值。

McKinsey麥肯錫企管顧問公司於1994年，指出「品牌權益（Brand Equity）」，必須符合下列三個標準：「品牌為市場致勝價值計畫之一部分、品牌掌控傳達此項價值之核心項目、品牌以最有效的方式獲得與消費者的關係。」

8. 品牌資產（Brand Property/Assets）

品牌資產跟品牌權益很容易被混淆，依財務恆等式可知「資產＝負債＋權益」。由此「權益＝資產－負債」，因此，當負債為零時，資產才會等於權益，原則上品牌資產＝品牌負債＋品牌權益。

9. 品牌價值（Brand Value）

指品牌喚起客戶思考、感受、知覺、聯想的特殊組合，具有影響客戶行為的潛在能力。所謂的客戶是指注意品牌、會例行購買，且對現存產品有穩定的需求或是會藉由新產品產生需要，並擴張購買行為的人。

10. 品牌連鎖加盟(Brand Franchisees)

品牌連鎖加盟是指品牌連鎖總公司與品牌加盟者二者之間的一種持續契約關係。根據契約，品牌總部（公司）必須提供一項獨特的品牌商業授權，並給予經營管理、組織結構、人員培訓及商品供應的協助；而品牌加盟店也需付出相對的連鎖加盟權利金、加盟保證金、管理費等。

品牌價值

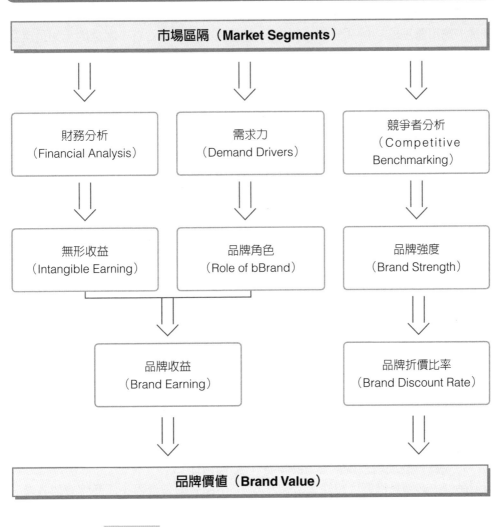

品牌價值是這樣計算出來的

市場區隔（Market Segments）

財務分析
（Financial Analysis）

需求力
（Demand Drivers）

競爭者分析
（Competitive Benchmarking）

無形收益
（Intangible Earning）

品牌角色
（Role of bBrand）

品牌強度
（Brand Strength）

品牌收益
（Brand Earning）

品牌折價比率
（Brand Discount Rate）

品牌價值（Brand Value）

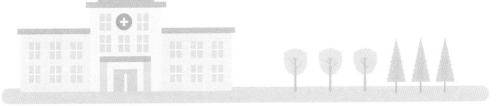

Unit 4-6 品牌特性

品牌管理的定義

醫療院所對於利益關係人的利益與服務，應用管理的功能「規劃、組織、領導、控制」等手段，使得醫療院所對於利益關係人的承諾可以付諸落實與執行。品牌管理的重點在於具體落實對利益關係人的承諾。

全球十大品牌的共同特性

世界知名品牌顧問公司InterBrand多年來對於全球知名品牌進行評鑑及排名，然而歸納出「全球十大品牌有五大共同特性」：

1. 品牌都是簡單而響亮。
2. 不論在那一個國家或是地區起銷售量都能平均分布，而且都是在產界銷售量及市占率的前三名的品牌。
3. 品牌的本質與定位都是一致的訴求及堅持。
4. 在世界各地產品的定價、包裝、宣傳方式也都一致。
5. 都是以「全球品牌，在地化行銷」經營品牌。

自費醫療品牌五大特性

想成為一個成功且具影響力的自費醫療品牌，必須具備五大特性：

1. 獨特性

每一個自費醫療的品牌都是獨一無二的，都是具有獨特的品牌個性及差異化，在同業競爭中，可以快速被區別出來，不容易被模仿或被取代，在利益關係人心中可以占有一席之地。如長庚醫院、臺大醫院都是整具獨特性的品牌。

2. 單純性

愈簡單愈單純，愈有力量，品牌亦是如此。單純反而愈有焦點，可以容易深植人心，當醫療院所品牌過於複雜或是不當擴張延伸時，品牌容易模糊混淆失焦，在利益關係人心中容易被淡忘。因此自費醫療品牌經營要愈單純會愈有力量。

3. 一貫性

自費醫療的品牌經營要始終如一，品牌的主張及做法都必須一以貫之，不該輕易改變。

4. 成本性

品牌經營是永續的事，品牌經營是需要投入時間，更需要投入金錢，才能維繫品牌的經營。經營品牌成本包含了有「醫療研發成本、品牌商標成本、品牌行銷成本、品牌廣告成本、包裝設計成本、保障利益關係人權益成本」等。

5. 價值性

品牌價值含蓋了「品牌有形資產、品牌無形資產、品牌權益」等價值。

▋全球十大品牌共同特性

1　品牌都是簡單而響亮。

2　不論在那一個國家或是地區起銷售量都能平均分布，而且都是在產界銷售量及市占率的前三名的品牌。

3　品牌的本質與定位都是一致的訴求及堅持。

4　在世界各地產品的定價、包裝、宣傳方式也都很一致。

5　都是以「全球品牌，在地化行銷」經營品牌。

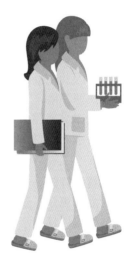

▋自費醫療品牌五大特性

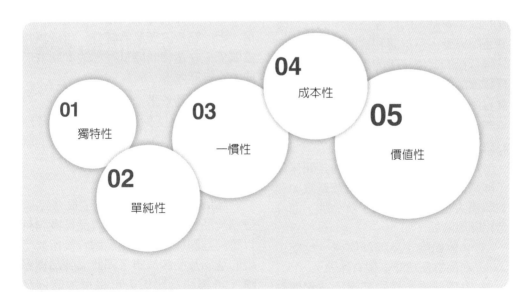

01 獨特性

02 單純性

03 一慣性

04 成本性

05 價值性

Unit 4-7 品牌對利益關係人的重要性

經營品牌最重要的價值，在於可以讓利益關係人很快識別出來，此外，品牌對於利益關係人的重要性，有：

1. 產品的來源

醫療院所主要是提供自費醫療及服務，因此在品牌經營，可以讓利益關係人快速了解，以及辨識出所提供的自費醫療產品（醫療技術、醫療團隊、醫師、科別、醫材、藥品）及服務的品質及特性。

2. 品質的符號

品牌更是一種品質的代表，自費醫療品牌的好壞亦反應了背後所能提供的品質狀況，品質是一種視覺感受、心理預期及信任感的組合體。好的品牌，更可獲得利益關係人對品質的信賴。

3. 醫療院所的責任

由於醫療院所的產業獨特性及受高度的政策管制，因此醫療院所的自費醫療品牌經營，可以讓利益關係人了解到品牌背後的醫療院所的責任。不同的自費醫療品牌，所能代表醫療院所責任亦會有所不同。這也就是品牌所能給予利益關係人不同的品牌價值。

4. 降低風險

自費醫療品牌，可以讓利益關係人了解到醫療院所經營的狀態及風險，利益關係人也可藉由認識了解品牌，而降低相關風險如，如：

A. 功能風險：品牌評價高，反應了在品質及功能上較有保障。

B. 實體風險：好的品牌，在宣傳跟實體呈現會比較一致，可降低實體風險。

C. 財務風險：好的品牌會比較有誠信，在財務支出上比較務實有保障。

D. 社會風險：好的品牌，社會認同度及接受度也會比較高，因此利益關係人的社會風險即可降低。

E. 心理風險：好品牌，實際所得會符合心理預期，因此可降低心理預期風險。

F. 時間風險：好的品牌，由於品質穩定，供給正常，因此在時間控管上會比較嚴謹，所以可以降低時間風險。

5. 降低選擇成本

品牌經營的好，在利益關係人心中會留下好的印象，當利益關係人有需求時，會第一時間浮現出來，成為口袋名單，因此醫療院所品牌經營，可能讓利益關係人在選擇時降低搜尋成本（有形成本、無形成本）。

6. 醫療院所的承諾

品牌也會反對出經營者的經管理念、使命、願景等，因此品牌代表的就是對利益關係人的一種承諾。

7. 品牌品標圖騰的象徵：

品牌的品標圖騰隱含了很多品牌意涵及品牌故事，好的品牌品標圖騰可以讓利益關係人聯想到品牌背後所要呈現的意涵及品牌故事，因此品牌品標圖騰，可讓利益關係人可以更加認同品牌。

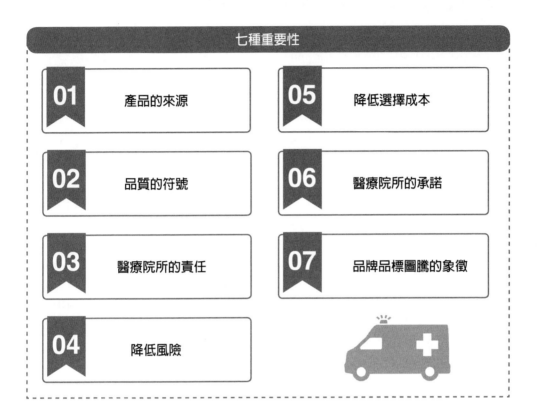

降低六大風險

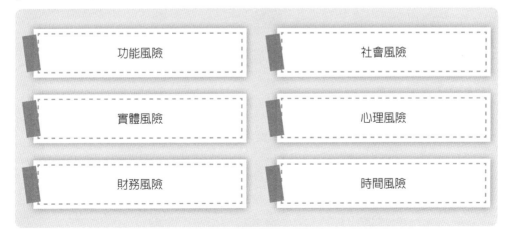

Unit 4-8 品牌對醫療院所的重要性

醫療院所品牌經營的好，除了可以獲得利益關係人的青睞及肯定，同時可提升「品牌認同、品牌知名度、品牌價值、患者就醫回診量（率）」等；另外，當醫療院所品牌經營的好，對醫療院所本身而言，亦有相當大的助益，因此品牌對醫療院所的重要性，有：

1. 醫療院所可收集情報分析、追蹤

品牌可以協助醫療院所在經營管理，與利益關係人之間的各項指標情報的收集分析。

2. 建立高共識團隊

品牌除了可提升外部利益關係人（患者、潛在患者……）心目中的品牌價值，也可提升內部利益關係人（員工）的團隊共識及向心力，形成醫療院所為利益關係人創造價值的良好循環。

3. 具有保護醫療院所獨特特質的法源

醫療院所品牌凡是經過法律（商標）註冊或認證後，任何與品牌相關的環節，包括品牌名稱、標語、商標、製程、包裝及設計均受到法律的保護。各方面的品質都能讓利益關係人感到滿意，品牌所代表的是品質符號，所以可以很容易讓曾經使用過，而且滿意度高的患者再次就醫回診。

4. 賦予獨特性的聯想

當兩家醫療院所同時要進入市場時，有心經營品牌具有品牌忠誠度的一方，不但可以提供利益關係人可預期及安全方面的需求，還可以防止競爭者的進入。

5. 是競爭優勢的來源

縱使醫療技術、醫療科技及醫療產品設計很容易複製被模仿，但是要能讓品牌深深烙印在利益關係人腦海中，就可成為醫療院所在市場中的競爭優勢來源。

6. 是財務價值的來源

醫療院所品牌所代表的是具法律效益的超大價值，對醫療院所而言，品牌有能力可影響利益關係人的選擇、患者的就醫回診行為、未來醫療院所經營成效，還可以帶來持續不斷的長期營收。

如何聚焦討論

01 醫療院所可收集情報分析、追蹤

02 建立高共識團隊

03 具有保護醫療院所獨特特質的法源

04 賦予獨特性的聯想

05 是競爭優勢的來源

06 是財務價值的來源

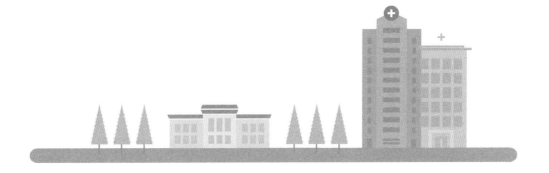

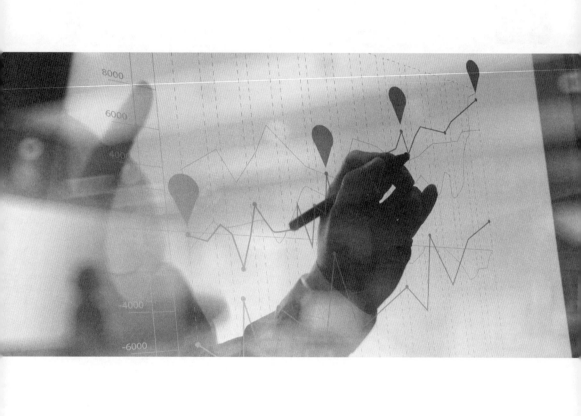

為什麼要經營品牌

5

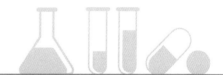

Unit 5-1 成功的自費醫療品牌要素

醫療院所的本業在醫療貢獻，但走向品牌連鎖，長期經營發展時，自費醫療品牌的建立跟經營將成爲首要任務。因此在經營品牌前，須了解構成自費醫療品牌的要素有哪些？

成功的自費醫療品牌要素

一個成功的醫療院所品牌要素有四大要素，分別是：

1. 經營體質

品牌經營是建構在醫療院所經營體質之上，醫療院所的經營體質，可分爲醫療面及非醫療面，除了醫療面外，更需加強在非醫療面經營體質的提升，如「人力資源（找對人做對的事）、行銷企劃（洞察患者及潛在患者需求，提出因應的企劃案）、現場管理（後勤支援、細節管理）等」都是重要經營體質關鍵，經營體質好，品牌經營要成功就容易的多。

2. 醫療及服務

在建構自費醫療品牌過程中，第一個品牌要素就是醫療院所的本業「醫療」，其中含蓋了醫療專業、醫療技術，醫療科技、醫師、醫療團隊、醫療次專科、醫療品質、醫護團隊、第一線臨櫃人員等，以及因醫療而延伸的服務。

這些醫療及服務都必須以患者爲中心，以滿足患者需求爲導向，落實醫療院所的經營理念及執行，也唯有醫療院所的「本業（醫療及服務）」能優於競爭者，具有卓越表現時，才能建構成功自費醫療品牌的第一個關鍵要素。

3. 具獨特性

除了醫療院所本業具有優勢外，在醫療院所經營中，更需要有獨特性。而這些獨特性是競爭者不易模仿、抄襲、不易超越的，具有強大的競爭優勢及可拉大競爭距離。當醫療院所具有獨特的醫療技術專業、醫療團隊、醫療次專科，醫師等獨特性，是競爭者所沒有又不易模仿，是可拉大競爭距離的優勢。而這些獨特性，是建構成功自費醫療品牌的第二個關鍵要素。

4. 創造各種利益及價值

第四個建構品牌的關鍵要素，是在醫療院所擁有別家醫療院所所沒有的這些獨特性，將這些獨特性發揮到淋漓盡致，爲利益關係人（患者、潛在患者、股東、主管機關、社區民眾……等）創造各種利益及價值。唯有讓各種利益及價值深得利益關係人認同時，才會增進品牌知名度、品牌價值。

領導者的特性

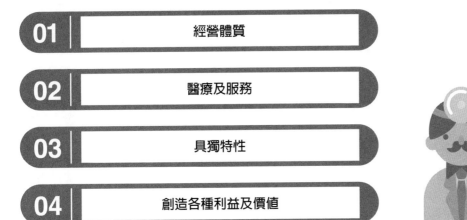

01 | 經營體質

02 | 醫療及服務

03 | 具獨特性

04 | 創造各種利益及價值

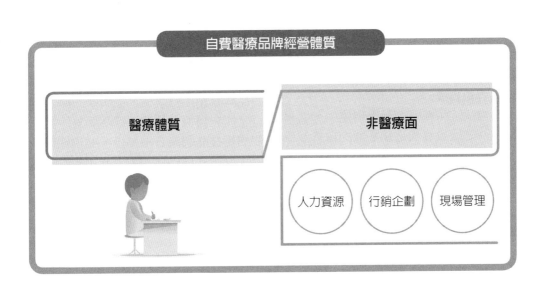

自費醫療品牌經營體質

醫療體質

非醫療面

人力資源　行銷企劃　現場管理

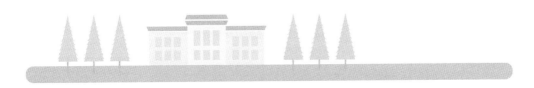

Unit 5-2 利益關係人理想中的「品牌五力」

醫療院所經營自費醫療品牌時，須要先了解誰是我們的「利益關係人」，而利益關係人指的是在一個會影響醫療院所目標或被醫療院所影響的團體或個人，內部利益關係人，如醫療院所內部的醫師、非醫師（護理人員、行政管理者），外部利益關係人，如患者、潛在患者、主管機關、鄰里社區居民等。

醫療院所在經營自費醫療品牌時，必須從利益關係人的角度思考，如何建構、擬定、規劃、設計品牌，都盡可能符合各種不同利害關係人的品牌策略才行。

利益關係人心中的理想品牌，需具備的「品牌五力」：

1. 品牌知名度

醫療院所在過度競爭環境中，如果沒有一定能見度或是知名度的自費醫療品牌，是很容易被人淡忘的，因此利益關係人心中的理想品牌，第一個品牌力是「品牌知名度」。知名度愈高愈容易取得利益關係人的共鳴及認同，進而增加就醫回診量（率）。

2. 品牌就醫回診

品牌要有知名度外，品牌更要能帶動就醫回診力，讓社會大眾多因認識、認同品牌，進而從潛在患者變化新患者（NP）到院所就醫；也因品牌關係，再將新患者（NP）轉變成既有患者（OP）增加回診的量（率）。所以在利益關係人心中的理想品牌力，第二力就是醫療院所品牌要具（帶來）就醫回診力。

3. 品牌忠誠度

自費醫療品牌經營是一種累積的過程，期望經由品牌經營，將社會大眾轉變成為潛在患者，將潛在患者經由就醫關係變成新患者，再因患者對醫療及服務的滿意度，使得願意再回診成為老患者（OP）關係，最終期望因自費醫療品牌的經營，因滿意度提升增加就醫回診量（率），更進一步提升患者忠誠度。這也是自費醫療品牌經營終期目標之一。

4. 品牌廣告有效度

品牌廣告是在自費醫療品牌經營中的品牌行銷工具之一，品牌廣告除了要符合所有醫療及相關法律規範外，更重要的是在品牌廣告推出後，必須能夠吸引到目標族群的關注，引起議題性的話題討論，如此的品牌廣告才具有效度。反之則不會引起注意，更不會有人當正面議題討論。

5. 品牌推薦力

在利益關係人心中的理想品牌力，第五個就是要有推薦力，當既有患者願意無償將醫療院所品牌推薦給其他人，使得成為醫療院所的新患者，增加就醫量。所以自費醫療品牌經營，一定要將品牌型塑成為高推薦力的自費醫療品牌。

品牌經營五大謬誤

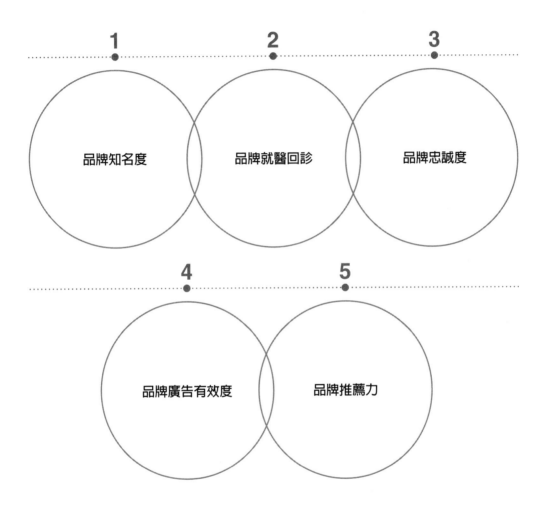

1
品牌知名度

2
品牌就醫回診

3
品牌忠誠度

4
品牌廣告有效度

5
品牌推薦力

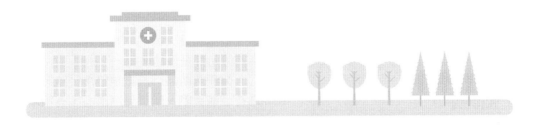

Unit 5-3 自費醫療品牌貢獻

有沒有品牌及如何經營品牌，都將影響到品牌對於醫療院所經營的短、中、長期的發展與貢獻。

從永續經營的角度而言，品牌可為醫療院所帶來長期效益及貢獻，其主要的五大貢獻：

1. 提升收益

醫療院所經營受限於政府醫療政策、健保總額限制及點值下降影響，醫療院所紛紛開始往國際醫療、國際醫療觀光、自費醫療發展及品牌連鎖加盟，這也是為了走出健保困境，開拓醫療收入來源。然而當自費醫療品牌可以受到社會大眾及潛在患者認同時，自費醫療的品牌效益即可為醫療院所帶來的最直接的貢獻，就是有源源不絕的新患者及既有患者的就醫回診量，進而為醫療院所提升的醫療財務收益。

2. 提高知名度

當品牌認同度高時，自費醫療的品牌知名度也會隨之提高。這是正相關，有高認同時，品牌知名度也必然會提高。有高的品牌知名度，也會提升品牌效益、品牌權益及品牌價值。品牌知名度（Brand Awareness）的高低，會直接影響到利益關係人，更會直接影響到潛在患者或是既有患者的就醫療回診意願。

因此好好經營自費醫療品牌，讓品牌認同度提升，就可提升醫療院所品牌知名度，更可增進患者（NP、OP）的就醫療回診量。

3. 強化競爭力

有強勢品牌，或是優勢品牌時，醫療院所在醫療市場中，就是更具競爭力，有助於醫療院所的經營及品牌連鎖加盟的發展。

而用心經營自費醫療品牌，當成為強勢品牌時，可創造出的競爭優勢有：A、可提高醫療院所的醫療及服務的鑑別度與知名度。B、形成較高的競爭者進入門檻，可拉大與競爭者之間的競爭距離。C、在過度惡性競爭中，具有較高的抗壓性（抗跌性）與復原力。D、在醫療（自費醫療）市場中，會因強勢品牌關係，更容易獲得潛在患者及既有患者的青睞與肯定。E、有助於未來醫療院所發展品牌連鎖加盟及品牌延伸的優勢。F、在自費醫療市場中，可獲利較高的收益性（率）。G、可提升醫療院所整體的經營競爭力。H、具有商標法保護的品牌（品標），在市場中不易被模仿或惡意抄襲侵害。

4. 降低風險及危機

在醫療市場中，更可因具有優勢品牌而降低同業惡性競爭的經營風險，更可避免同業惡意挖角的危機。只要能好好經營自費醫療品牌，成為優勢品牌就可降低經營風險及危機。

5. 增加永續經營能力

自費醫療品牌經營的好，除了可以協助發展品牌連鎖外，更可因具有品牌優勢，有助於醫療院所的永續經營發展。臺灣的臺大醫院、長庚醫院、美國梅約診所都是最佳典範。

醫療院所品牌經是是慢慢長路，因為有這些貢獻，所以更應用心，有策略的經營好自費醫療品牌。

醫療院所品牌的五大貢獻

01	02	03	04	05
提升收益	提高知名度	強化競爭力	降低風險及危機	增加永續經營能力

專利申請權歸屬

A 可提高鑑別度與知名度。

B 可拉大與競爭者之間的競爭距離。

C 具有較高的抗壓性（抗跌性）與復原力。

D 更容易獲得潛在患者及既有患者的青睞與肯定。

E 有助發展品牌連鎖加盟及品牌延伸的優勢。

F 在自費醫療市場中，可獲利較高的收益性（率）。

G 可提升醫療院所整體的經營競爭力。

H 具商標法保護，不易被模仿或惡意抄襲侵害。

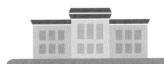
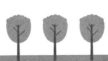

Unit 5-4 品牌效益

自費醫療品牌經營的好，除了有五大貢獻外，更為醫療院所及利益關係人帶來有形與無形的品牌價值與效益。

品牌價值

品牌價值是指一種可以引起社會大眾注意、思考、認同、感受、知覺、聯想等組合。擁有好形象的醫療院所品牌，在醫療市場中的經營都會具競爭優勢，在推出新的醫療及服務，或是成立新的醫療院所分院時，都會比較容易獲得社會大眾及利益關係人的接受及認同，可快速進入醫療市場。

品牌效益

醫療院所經營品牌的效益是多面向，對利益關係人或是對醫療院所本身，都會有實質的效益可言，給：

1. 利益關係人效益：利益關係人可因品牌獲得的效益有：A.便利性；B.快速獲取資訊、達到溝通的目的；C.獲得醫療院所的保障及承諾；D.降低就醫的風險。

2. 醫療院所效益：醫療院所品牌經營的好，可因品牌而獲得的效益有：A.建立長期且友善的利益關係人的夥伴關係；B.減少與利益關係人的溝通成本；C.降低醫療行銷及醫療廣告成本；D.增進源源不絕的潛在患者，提升就醫療回診量（率）。

對醫療院所長期發展

醫療院所除了要關注醫療科技，醫療技術的提升外，更值得更需要醫療院所關注的是「醫療院所品牌」的投資及經營。因此品牌經營，對於醫療院所整體發展有其長遠的影響及助益。如

1. 收益提升

自費醫療品牌經營的好，對醫療院所就醫回診量的提升是最直接貢獻，由於就醫回診量的提升，及因品牌的關係，可降低在供應鏈上的取得成本，有較低的取得成本，都對於醫療院所的財務收益，都會有直接的貢獻。

2. 連鎖加盟

品牌經營具一定的知名度後，社會大眾、利益關係人都會給予正面評價，另需者的就醫回診意願與就醫生回家診量也會隨之增加外，也因品牌知名度提升後，在同業間的聲望及認同感也會隨之增加，對於醫療院所在發展分院所或發展品牌連鎖加盟，都會有正面的加分效果。品牌是發展連鎖加盟的基礎，有好的品牌優勢，對於連鎖加盟必有加乘效果及綜效。

3. 國際發展

品牌更是走向國際代的要件，不論是要發展國際化醫療、國際醫療觀光、國際品牌連鎖，都會因為品牌優勢關係，可以快速打開國際市場的能見度。當然在國際化發展之前除了要好好經營品牌，也可藉由取得國際相關認證如「JCI、ISO/IWA1」，都可為品牌加持，有助國際化發展。

4. 永續經營

自費醫療品牌經營也是為永續經營之要件，有好的品牌為基石，醫療院所要邁向百年醫療院所之路，會更加容易，因為品牌可傳承醫療院所的醫療及經營理念、使命、願景取得社會大眾、利益關係人的認同與支持，患者的就醫回診率也會增加，如此良善循環，都有助於醫療院所的永續經營發展。美國眾多醫療院所中，梅約診所永續經營的就是最佳典範。

▌利益關係人效益

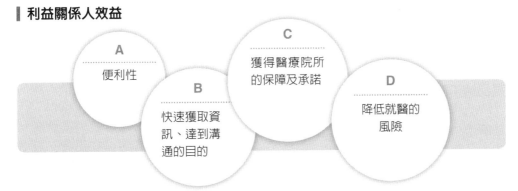

A 便利性

B 快速獲取資訊、達到溝通的目的

C 獲得醫療院所的保障及承諾

D 降低就醫的風險

▌醫療院所效益

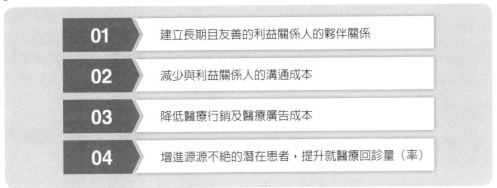

01 建立長期且友善的利益關係人的夥伴關係

02 減少與利益關係人的溝通成本

03 降低醫療行銷及醫療廣告成本

04 增進源源不絕的潛在患者，提升就醫回診量（率）

▌領導者的自費醫療整合行銷策略

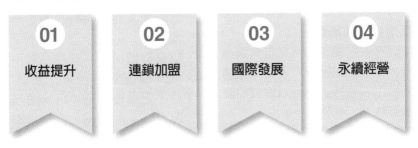

01 收益提升

02 連鎖加盟

03 國際發展

04 永續經營

Unit 5-5 品牌辨識

在眾多的自費醫療品牌中,如何有效且快速的被利益關係人(患者、潛在患者、社會大眾等)認出來指出名號?這就是需要自費醫療品牌具有鮮明的「辨識」度。

當醫療院所的辨識度高時,品牌認同感就會高、品牌知名度隨之增加,品牌忠誠度也會跟著提升。

高品牌辨識度的好處

品牌辨識度高時,可為醫療院所品牌帶來的好處也會隨之增加,從短、中、長期可帶來的品牌好處:

1. 短期好處:可快速與競爭者區隔,可快速吸引利益關係人(患者、潛在患者、社會大眾等)關注、認出指出名號。
2. 中期好處:可以穩定市場就醫回診量(率),不易被競爭者超越取得,有助自費醫療市場的穩定中發展。
3. 長期好處:有助找出醫療市場的未來發展機會所在,更有助於醫療院所發展國際醫療、國際醫療觀光、品牌連鎖加盟的發展與經營。

要有好辨識的自費醫療品牌,就須從品牌識別系統(BIS)的策略擬定、規劃與執行開始。

為什麼要增強品牌辨識

醫療院所一定要有高辨識自費醫療品牌識別,除了能在醫療市場中,快速被認出並指出名號外,還可以為醫療院所在經營策略上,可帶來:

1. 建立競爭優勢:不論是在社保醫療、自費醫療等市場無不過度競爭或是削價競爭,當有高度的品牌辨識度時,可為醫療院所在經營策略上,帶來強大的競爭優勢,可從過度競爭中或是削價競爭的市場中脫穎而出。
2. 形塑品牌形象:高辨識度的品牌,對於社會大眾、利益關係人、潛在患者、患者除了可快速認出指出名號外,更具有品牌獨特性格,進而形塑出獨特的品牌形象。
3. 增進就醫回診:醫療院所品牌是利益關係人(患者、潛在患者、社會大眾等)從認識醫療院所的醫療及服務地開始;有高度辨識品牌識別時,可以鞏固既有患者維繫回診量(率),還可以因高度辨識品牌識別,而快速與競爭者做出區隔,吸引潛在患者的就醫量。這些都是因為有高度品牌辨識,所帶來的經營策略。
4. 品質服務保證:高度辨識品牌識別,當快速深植人心時,可取得利益關係人(患者、潛在患者、社會大眾等)的品牌認同,進而可形塑成醫療院所為患者在醫療品質及服務品質的雙重保證。藉此可節省利益關係人在就醫時的搜尋時間(成本)。
5. 信譽與價值:具高度品牌辨識性,可為醫療院所帶來上述經營策略外,更重要的是,可快速建立好的醫患(人)關係,從中可形成好的醫療院所信譽及價值。

新產品開發策略

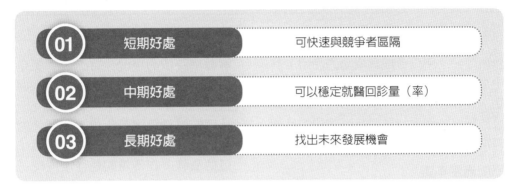

01	短期好處	可快速與競爭者區隔
02	中期好處	可以穩定就醫回診量（率）
03	長期好處	找出未來發展機會

差異化策略

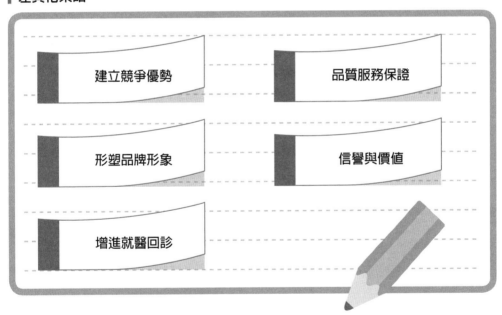

建立競爭優勢　　品質服務保證

形塑品牌形象　　信譽與價值

增進就醫回診

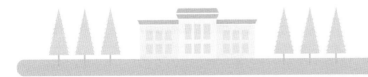

Unit 5-6 如何強化品牌辨識（Brand Identity）方法

長庚醫院、臺大醫院、美國梅約診所等，之所以會成為成功的品牌，其中很重要的關鍵之一，就是一開始在擬定、規劃品牌識別系統（BIS）時，就已設計出一個獨特鮮明且好辨識的品牌識別。

品牌識別本質

而在建構自費醫療品牌時，可從內化「六大品牌識別」的本質開始：

1. 品牌的價值是什麼？醫療院所想提供給患者、主要利益關係人（醫生、非醫生、股東等）什麼樣的短、中、長期的價值，藉此永續發展與經營。

2. 品牌的個性是什麼？品牌個性有如一個人的個性一般，必須形塑出一個鮮明讓人容易辨別的個性，進而產生差異化易於跟主要競爭者區隔。

3. 品牌的終期目標是什麼？以終為始的思考，必須先思考出品牌終期目標是什麼，當清楚了解品牌終期目標後，逆向思考更可擬定出中、短期的品牌目標。

4. 品牌的一貫性如何？自費醫療品牌非一般性品牌，因此建構品牌時，需要清楚品牌想給予利益關係人什麼樣的價值與感受都須一致（貫）性，不可以讓人有混淆的狀況產生。

5. 品牌的現況如何？意指必須清楚了解醫療院所的現況、實力、資源是什麼，而不要過於理想去建構一個空洞的品牌。

6. 品牌的辨識符號是什麼？一個好的識別符號，可以讓閱讀者一眼明了這個品牌所在傳達的是什麼同時可感受到上述五點。

如何強化品牌辨識方法

若是新的自費醫療品牌時，可從一開始的品牌識別系統（BIS）擬定、規劃、設計出一個可以符合多數利益關係人期望，且有別於主要競爭者，又可突顯出自費醫療品牌獨特的識別開始；若是既有的自費醫療品牌時，則可從下幾種方式來改善強化，符合品牌辨識力：

1. 品牌廣告：可藉由增加新訴求性、主題性、議題性的品牌廣告來吸引關注進而提升品牌辨識性。

2. 品牌口碑行銷：經由既有患者的口而相傳（口碑行銷）來增強品牌認同提升品牌辨識性。

3. 品牌吉祥物公仔：設立一個有區別性獨特的自費醫療品牌公仔，藉以吸引關注強化品牌辨識度。

4. 醫療專業露出：經由醫療專業的議題報導在媒體新聞中露出，可增進品牌認同及突顯品牌辨識性。

這些做法都有助於增進及提升既有自費醫療品牌在市場中的品牌辨識度。

▌品牌識別本質

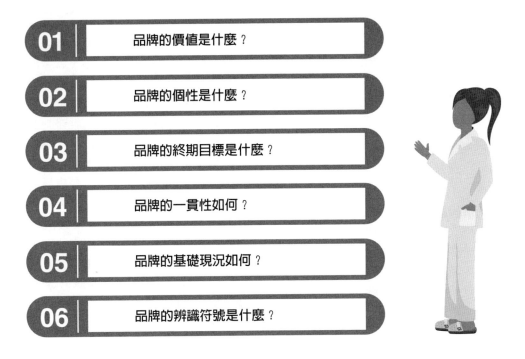

01　品牌的價值是什麼？

02　品牌的個性是什麼？

03　品牌的終期目標是什麼？

04　品牌的一貫性如何？

05　品牌的基礎現況如何？

06　品牌的辨識符號是什麼？

▌百分百吸睛企劃書提案要素

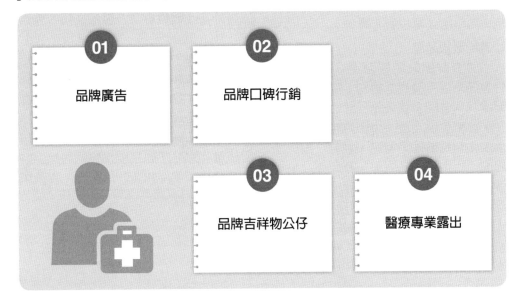

01　品牌廣告

02　品牌口碑行銷

03　品牌吉祥物公仔

04　醫療專業露出

Unit 5-7 自費醫療品牌類型

在建立自費醫療品牌時，先要了解欲建置什麼樣的自費醫療品牌層級，因應不同目標市場及目標患者，需要不同的品牌層級，更需要有不同的品牌經營策略及訴求重點。

品牌的層級

依自費醫療的品牌層級，可分為四大層級：

1. 院所層級品牌

醫療院所一開始都會以此為建立品牌的第一步，醫療院所從無到有，在選地立地，商圈規劃設立醫療院所後的第一步，就是希望附近的社區民眾可以知道有一家新的醫療院所，在此為民眾提出醫療服務。所以醫療院所的經營在建立自費醫療品牌時的第一個層級是「醫療院所層級」品牌。如「長庚醫院、長庚兒童醫院、臺大醫院、臺大兒童醫院、陳診所、李診所」等。

2. 科別層級品牌

隨著醫療院所經營漸入佳境後，也會開始思考發展「科別」層級品牌。醫療院所會隨著就醫療回診患者愈來愈多，愈來愈穩定後，會因應患者就醫需求的大類別屬性，擬定、規劃、設計推出的「科別層級品牌」，藉此與競爭者做出區隔，吸引更患者的關注及就醫回診。如長庚醫院的「胃腸肝膽科」、臺大醫院的「牙科」、臺安醫院的「婦產科」、臺北市中山醫院的「婦產科」、李皮膚科診所、黃小兒科診所。

3. 醫療團隊（醫療技術）層級品牌

醫療院所在發展次專科時，就會開始著墨推出以「醫療團隊」或是以「醫療技術」的品牌層級，為了可以更快速吸引目標市場族群關注與成為就醫時的第一選擇，醫療院所會紛紛為「次專科醫療」擬定、規劃、設計推出醫療團隊或是醫療技術的品牌。如高雄長庚醫醫院的「肝臟移植醫療團隊」、臺大醫院的「葉克膜醫療團隊」、秀傳醫院的「微創手術中心」、新光醫院的「正子斷層造影中心（PET CENTER）」、王整形外科診所的「整形醫療團隊」等。

4. 醫師層級品牌

為了可以更直接更快速吸引潛在患者或是既有患者的青睞及指名，醫療院所品牌發展會以醫生為名的品牌層級，要經營醫師個別品牌之前，一定要是此位醫師在「醫療專業、醫療技術、就醫前、中、後的服務、願意傾聽患者聲音」等方面，都有卓越表現及已受肯定為前提，如此要擬定、規劃、設計醫師個別品牌才會有訴求及亮點。因為醫師個別品牌是最直接且最快速可以跟目標患者進行品牌溝通的方式，可增進就醫回診量（率）。如長庚哥醫院的林○○醫師、臺大醫院的黃○○醫師、李診所的李○○院長。

醫療院所品牌的層級

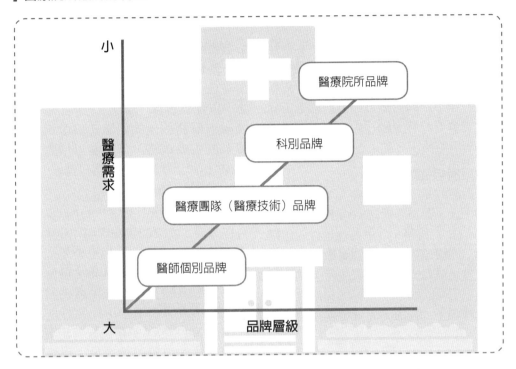

醫療院所品牌的層級

醫療院所品牌層級	定義
院所層級品牌	醫療院所整體之醫療、服務為共同品牌。
科別層級品牌	以醫療專科（科別）為主的品牌。
醫療團隊（技術）層級品牌	以醫療次專科之醫療團隊（醫療技術）為訴求的品牌。
醫師層級品牌	以醫師個別（醫療專業、醫療技術、就醫前、中、後的服務、願意傾聽患者聲音）特色。

Unit 5-8 不同目標市場的品牌策略

醫療院所在經營自費醫療品牌是一條漫漫長路，因此需要有品牌經營策略的「思維、擬定、規劃、設計及執行。」在不同的目標市場下會對應不同的自費醫療品牌層級、也會有不同層級的品牌策略訴求，如：

1. 院所層級品牌

對應的是廣大的社會大眾、外部利益關係人、潛在患者（NP）爲主，既有患者（OP）爲輔。最主要會是以「值得信賴」的醫療院所爲品牌層級特策略訴求，當是最值得信賴的院所時，就拉近了與患者心的距離，實際的交通距離就不成問題了，在遠，患者都願意前來就診。

2. 科別層級品牌

對應的會是已有此「顯性」需求的既有患者（OP）、潛在患者（NP）、爲主。並會以此科別的醫療專業及醫療技術，做爲科別品牌層級的策略訴求，藉此訴求來吸引更多既有患者（OP）的回診（提升回診率）、潛在患者（NP）的就診（增加就診率）。

3. 醫療團隊（醫療技術）層級品牌

對應的會是欲提升「就醫回診的潛在患者（NP）、既有患者（OP）爲主。」並且會以「醫療次專科」的醫療團隊或醫療技術的價值及貢獻爲品牌層級的主要策略訴求，藉以增進患者（NP、OP）就醫回診量爲目標。

4. 醫師層級品牌

對應的會既有患者（OP）爲主的目標市場，次要的目標市場才是潛在患者（NP），此層級品牌主要是以強化「醫師個別的差異、專業、權威」等爲品牌層級的策略訴求，藉由醫師個別品牌，來吸引增加不同特性的患者（OP、NP）數，並藉由既有患者的口耳相傳達的口碑行銷效果（影響力中心），來增加既有患者（OP）推薦新患者（NP）的數量。

自費醫療品牌，不論是經營哪一個層級的品牌，都需要清楚知道主要的目標市場在哪、誰是主要的品牌溝通對象、主要的競爭者是誰？相應擬定出不同的品牌層級策略訴求，才能達到有效的品牌溝通與經營。

醫療院所品牌層級之品牌訴求

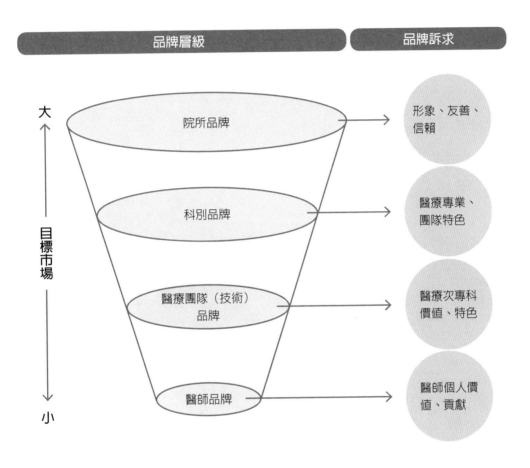

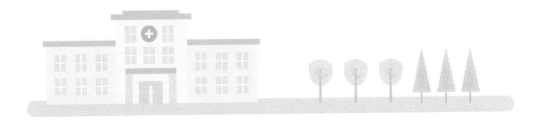

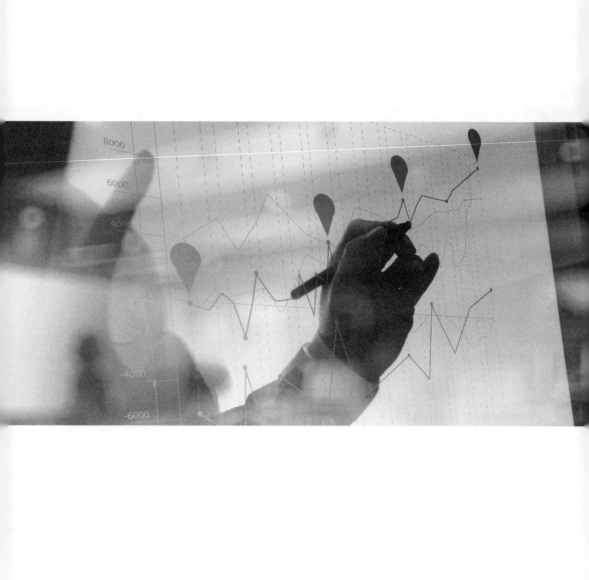

自費醫療品牌規劃

6

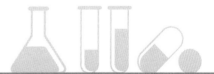

Unit 6-1 評估自費醫療品牌發展

為何需要經營品牌

醫療院所期望藉由品牌經營，可以走向自費醫療市場、國際醫療、國際醫療觀光、品牌連鎖發展，如此才能跳脫社保（健保、醫保）醫療多重的限制及規範，這些也正是醫療院所紛紛投入經營自費醫療品牌的最主要動機與需求。

醫療院所品牌發展要件

經營自費醫療品牌絕非口號，更不是紙上談兵，而是需要有所準備，有這些準備後，才有助於未來品牌發展與經營，而自費醫療品牌經營發展有七大要件。

1. 人才團隊

醫療院所經營需要的是醫療（醫護）人才，然而要經營自費醫療品牌，更需要有品牌策略、規劃、行銷、經營人才，有了這些具品牌專業的人才，才有助於自費醫療品牌策略的擬定、規劃、執行。唯有好人才，自費醫療品牌經營才會有價值。

2. 醫療文化

醫療院所的經營文化，也是品牌經營的要件，醫療院所文化除了影響內部員工的歸屬感、認同感、工作態度，也會影響員工對品牌的認同感。由內而外，也會因員工對品牌的認同感，而反映到所接觸到利益關係人（既有患者、潛在患者……）等對於品牌的認同與歸屬感。因此在經營醫療院所品牌前，須重新檢視醫療院所的經營文化，以及是否有落實「以患者為中心，以滿足需求為導向」的醫療及服務文化，可助於自費醫療品牌發展與經營。

3. 財務會計

財務是品牌發展與經營重要的後援，醫療院所發展經營自費醫療品牌是需要花錢的。從醫療及服務品質提升開始到品牌識別系統（BIS）的建置、包裝設計、品牌策略擬定規劃、品牌行銷公關執行等需要醫療院所編列品牌年度預算，而此預算所佔醫療院所總預算有一定的比率。而品牌預算編列，可用「總營業成長比率法、收益比率法、零基預算法、投資報酬率法」編列。

4. 醫療、服務、品質

要發展經營品牌，第一關鍵在於醫療技術是否在水準之上，且醫療品質及服務品質是否都到位。當醫療技術、醫療品質、服務品質都優於競爭者時，才可立於不敗之地。

5. 產業生態

另一個要件是產業變化速度，當產業變化速度太快，產品生命週期太短，對於品牌的經營是不利的，因此要時時關注掌握產業變化及產品的生命週期，才有助於自費醫療品牌的發展與經營。

6. 品牌故事

醫療院所品牌發展經營中，務必先行就自費醫療品牌，進行品牌故事的撰寫與包裝。且在不同經營時期（階段）須檢視及強化品牌故事，一個具豐富內涵有亮點的品牌故事，可以快速吸引人關注並可打動人心，增加品牌認同及歸屬感。

7. 品牌行銷

　　品牌也要主動行銷，而且是要有效的品牌故事、品牌議題、品牌公關、品牌口碑、品牌體驗等行銷。而品牌行銷需從策略擬定規劃、品牌行銷「11Ps＋6Cs＋1S」的組合到落實執行。

　　這七大要件，可說是基本盤（體質），意指經營體質好，自費醫療品牌的發展經營，才能輕鬆有亮點。

醫療院所品牌經營發展七要件

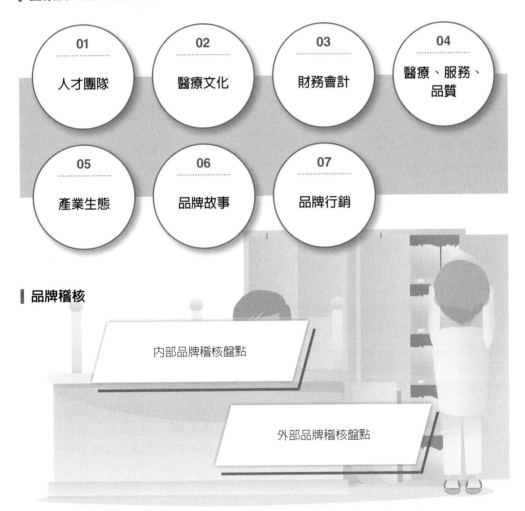

01 人才團隊

02 醫療文化

03 財務會計

04 醫療、服務、品質

05 產業生態

06 品牌故事

07 品牌行銷

品牌稽核

內部品牌稽核盤點

外部品牌稽核盤點

Unit 6-2 自費醫療品牌發展關鍵

自費醫療品牌的發展與經營，需要時間的累積，才能經得起市場考驗與利益關係人肯定。要獲得市場的考驗與肯定，唯有落實品牌策略與執行力，而在落實執行力須著重的關鍵在：

1. 細節、品質、品牌

對於自費醫療品牌這檔事、不論任何面向的事務都需注意細節，魔鬼就在細節中，從品牌創意發想法、品牌企劃、落實執行都需從細節著手，關注每個細節才能找出好的亮點及問題，亮點加以放大，問題點加以修正改善，當掌握細節落實細節，才會有好的品質，自費醫療品牌經營，靠的就是品質，品質會說話，是最好的口碑利銷助力，借助於品質的被認可，真正的自費醫療品牌才能落地經營。

2. 高層的支持

自費醫療品牌發展與經營，若沒有高層的支持是走不長久，高層的支持也不該是口頭的支持，最好的支持是在發展與經營過程中的參與及回饋，由於參與及點讚，高層可身歷其境，了解自費醫療品牌的誕生與發展，為品牌找出生命力，另外也需要高層在預算上的支持，發展經營品牌是長久之計，不是一、二天，而是十年二十年的事，所以高層的支持是重中之重。

3. 品牌企劃及可行性

要有好的執行成效，源於有一份好的品牌整體企劃書及可行性的評估。品牌整體企劃的好，有策略、有利基、有訴求又可被執行。這樣才會有好的品牌發展經營執行力成效。

4. 品牌團隊執行力

品牌發展經營執行，不是一個人的事，不是一個部門的事，而是一個團隊，是醫療院所全員的團隊，上至院長下至第一線員工，都須落實品牌執行力。並從中累積經驗與修正，做為後續改善之用。

5. 自費醫療品牌稽核

這不是一個觀念，而是一個行動，品牌稽核如同品牌的績效管理盤點，可分為二個面向，一是說品牌團隊進行稽核績效盤點，了解品牌團隊中每一位成員的貢獻度；二是外部的品牌稽核績效盤點，了解不同的利益關係人對於自費醫療品牌的知名度、認同感、品牌評價（有形、無形）、患者（OP）回診與品牌關聯性、新患者（NP）就診與品牌關聯性……等，當愈清楚了解品牌稽核的結果，才借知道自費醫療品牌發展的下一步。

上述的五大自費醫療品牌發展經營關鍵缺一不可，同時落實了五大關鍵，才能真正的把自費醫療品牌發展與經營落地。

自費醫療品牌發展關鍵

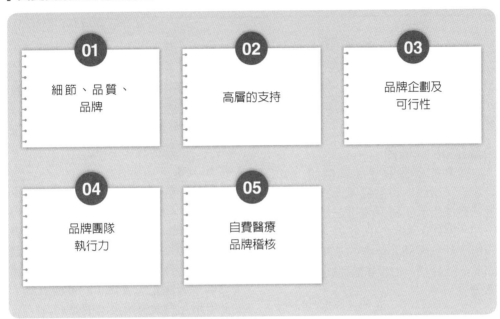

01	02	03
細節、品質、品牌	高層的支持	品牌企劃及可行性

04	05
品牌團隊執行力	自費醫療品牌稽核

品牌稽核

內部品牌稽核盤點	外部品牌稽核盤點

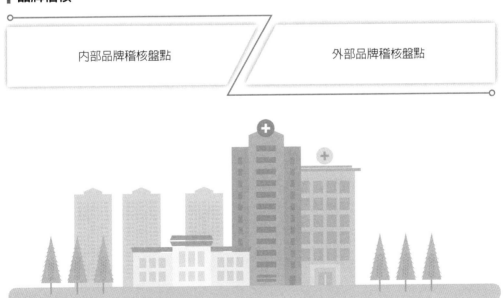

Unit 6-3 自費醫療品牌價值（Brand Value）

醫療院所在發展經營自費醫療品牌之前，一定要先找出什麼是品牌核心關鍵價值？當愈清楚品牌核心關鍵價值是什麼，在發展經營自費醫療品牌時就會更有力道。

自費醫療品牌價值

所謂的自費醫療品牌價值，意指是醫療院所對於利益關係人的承諾與保證，這樣的承諾與保證也正是品牌定位所在。因此，醫療院所要思考及找出能夠給予利益關係人什麼的承諾與保證。如此才能建構出鮮明的品牌定位及品牌價值。

自費醫療品牌價值源自

醫療院所要找出品牌價值，可從五個層面思考：

1. 經營理念、使命、願景、專業能力

任何品牌價值，都會源自於醫療院所的經營理念、使命、願景及所擁有的專業能力為前提，愈了解愈可以從中找出什麼是醫療院所可以為利益關係人做的到，且是可以做到最好的承諾與保證。

2. 利益關係人的需求

一個成功的醫療院所品牌，一定是受到利益關係人的愛戴，而且是以利益關係人（患者）為中心，以滿足需求為導向。因此，要成為成功品牌之前，一定要經由市場調查研究，與利益關係人深度溝通，深入了解各種利益關係人的需求是什麼，明確清楚了解需求，才有助於與醫療院所的「經營理念、使命、願景及所擁有的專業能力」找出最大交集所在，找到品牌核價值。

3. 從3C分析

所謂的 3 C、指的是患者（Client）、競爭者（Competitor）、自身（Corporate）這3C的分析，分析患者的顯性及隱性需求是什麼？分析主要競爭者的優勢及缺勢、分析自身可以優於主要競爭者滿足患者需求的醫療計劃，如此可增加自費醫療品牌價值。

4. 從品牌創新

不創新即死亡，這是不變的定律，品牌發展經歷過一段時間（品牌成熟期）後，一定要思考品牌的創新議題，為自費醫療品牌再創第二條品牌曲線（品牌1.0到品牌2.0），藉此才能延續且增加品牌價值。

5. 從品牌延伸

另外一種品牌價值是來自於品牌的延伸，如自醫療項目延伸到自費醫療產品（醫美產品、水藥、口腔美白）的品牌，這都可帶來品牌價值的做法。

從這五個層面思考，即可從中找出自費醫療品牌價值。

醫療院所品牌價值源自

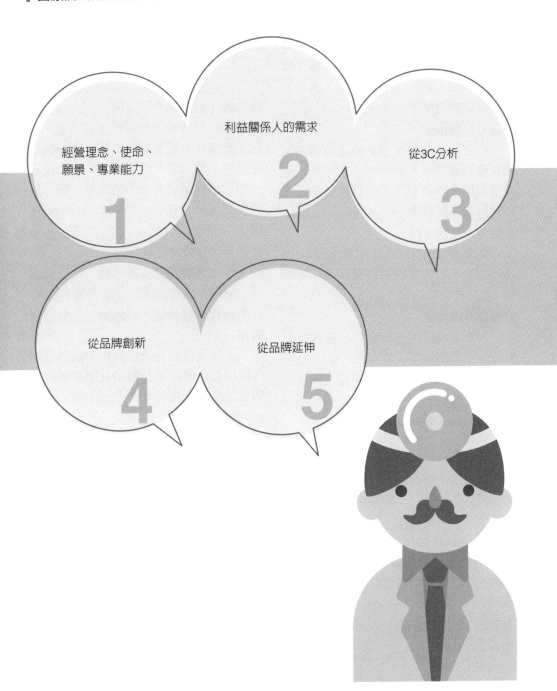

經營理念、使命、
願景、專業能力

1

利益關係人的需求

2

從3C分析

3

從品牌創新

4

從品牌延伸

5

Unit 6-4 自費醫療品牌價值規劃程序

基於醫療院所的「經營理念、使命、願景及所擁有的專業能力」及了解「利益關係人的需求」為前題，進行品牌鍵價值規劃程序：

1. 確立品牌價值

確立品牌價值，所謂得品牌價值，是要由利益關係人認可的，才是真正的自費醫療品牌價值，而非自我觀感下的自費醫療品牌價值。

2. 擬定「品牌定位」

從品牌價值中，擬定出品牌的定位及訴求，以利後續的自費醫療品牌行銷。

3. 擬定品牌故事

一定要擬定出自費醫療品牌故事，有好的「品牌故事」才容易打動人心，且可在主要利益關係人心中留下永恆的烙印。

4. 院所內部「360度品牌溝通」

院所內心需要投入時間、預算與全體員工就醫療院所的「經營理念、使命、願景及所擁有的專業能力」進行對話與溝通，讓全員了解院所的核心價值是什麼，並可從中找出品牌核心關鍵價值，讓全員將此品牌價值落實於日常工作中，讓患者體驗到自費醫療品牌價值，才能真正創造出自費醫療品牌價值。

5. 擬定出「品牌保證協定（Brand Level Agreement, BLA）」

自費醫療品牌在眾多可做到的承諾與保證（如十項）中，擬定出可以做得到最好的品牌承諾與保證（有三項），要不斷讓所有利益關係人傳達自費醫療品牌有十項承諾與保證，其中又以核心三項承諾與保證為重，這就是一種「品牌保證協定（Brand Level Agreement, BLA）」。

6. 進行自費醫療品牌行銷

進行品牌相關行銷活動，利用吸引利益關鍵人的認同與提升品牌知名度。

7. 提供符合品牌核心關鍵價值的醫療及服務

提供並落實符合品牌核心關鍵價值的醫療及服務，提升醫療及服務滿意度與忠誠度，強化自費醫療品牌經營。

8. 收集回饋與改善

週期性進行內外部的自費醫療品牌「滿意度、忠誠度調查」，收集利益關係人的意見與回饋，以利後續自費醫療品牌發展經營的改善。

要找出自費醫療品牌核心關鍵價值的規劃程序，必須醫療院所全員（團隊）及主要利益關係人（市場調查研究）的參與，才能找出符合利益關係人期望的自費醫療品牌核心價值。

▌醫療程院所品牌價值規劃程序

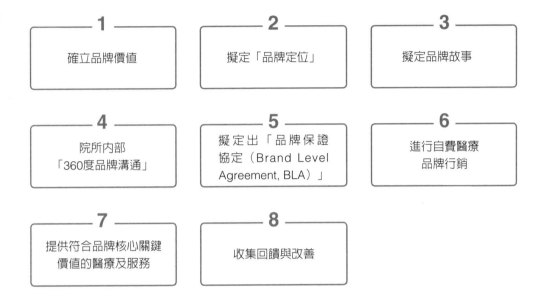

1 確立品牌價值

2 擬定「品牌定位」

3 擬定品牌故事

4 院所內部「360度品牌溝通」

5 擬定出「品牌保證協定（Brand Level Agreement, BLA）」

6 進行自費醫療品牌行銷

7 提供符合品牌核心關鍵價值的醫療及服務

8 收集回饋與改善

▌服務品質管理系統

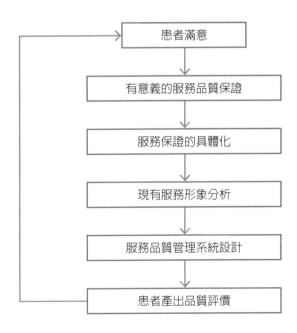

患者滿意

有意義的服務品質保證

服務保證的具體化

現有服務形象分析

服務品質管理系統設計

患者產出品質評價

Unit 6-5 品牌經營團隊

品牌團體建立

醫療院所在自費醫療品牌發展經營中，需要在第一時間建立醫療院所專屬的自費醫療品牌經營管團隊，以利品牌長期的發展與經營所需。

這是一項重要投資，品牌團隊是醫療院所品牌發展經營及內外部品牌溝通協調的統籌單位及窗口，此外更可爲醫療院所品牌創造出無形資產。

品牌團隊成員

醫療院所內部的自費醫療品牌團隊規範及成員，會隨著醫療院所規範大小及需求不同而有所不同。品牌團隊成員，組成大到可以有「品牌經理（BM）、品牌規劃師（BP）、品牌視覺設計師（BVD）、品牌行銷溝通（BMC）、品牌公關（BPR）、品牌專案管理師（BPM）」等成員。當然小的品牌團隊有「品牌經理（BM）、品牌行銷溝通（BMC）及品牌公關（BPR）」，其他可結合外部醫管諮詢公司（如：醫策經營管理諮詢公司）的資源整合一起運作。

品牌經營團隊任務

自費醫療品牌經營，需要全體醫療院所全員的關注與參與投入，爲擦亮自費醫療品牌而努力，而醫療院所更需要一個品牌經營管理團隊，最主要是醫療院所品牌經營管理統籌的團隊，品牌團隊會涉及從一開始的品牌識別系統（BIS）建置、品牌定位、品牌塑造到品牌故事行銷推廣。品牌團隊最主要的三大任務有：

1. **品牌催生**：從無到有，從品牌識別系（品牌命名、品標、標語、品牌歌曲、品牌代言人、品牌公仔等資源整合）規劃建置，品牌團隊可說是醫療院所品牌的催生者。

2. **統籌經營**：醫療院所品牌建立後的經營，是品牌團隊另一個階段任務的開始，品牌團隊需要針對不同利益關係人的品牌需求，可藉品牌教育訓練、品牌故事行銷、品牌口碑行銷、品牌關係行銷等，來拉近與利益關係人的品牌距離，進而提升品牌認同及品牌知名度。

3. **品牌進化**：隨著市場過度競爭，品牌在眾多競品之中，很容易多取代或是淺化掉。品牌團隊在此階段的任務在於，重新擦亮品牌，藉由市場調查研究，重新找出品牌的新定位、新訴求、新利基等，與利益關係人再進行品牌的互動與溝通，藉以讓醫療院所品牌再進化，在市場中可以有新亮點，增進品牌能見度，提升品牌價值。

這是醫療院所內部的自費醫療品牌團隊，在隨著品牌生命週期不同，而有所不同的任務。

品牌團隊成員

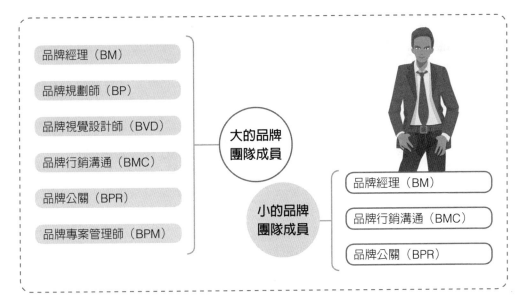

品牌經營團隊任務

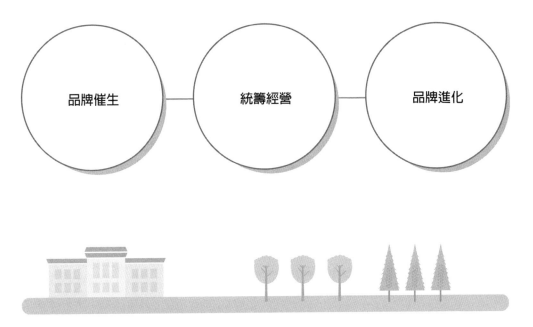

Unit 6-6 自費醫療品牌經理人

品牌經營的靈魂人物——品牌經理人

醫療院所在品牌團隊中，需要一個有品牌規劃統籌的人物來負責品牌內外大小事，這個靈魂人物，就是「自費醫療品牌經理人」。

自費醫療品牌經理人的五大特質

1. **熱情活力**：品牌經理人本身，需要具備「有熱情、有活力，熱愛人生、體驗人生」等人格特質。
2. **耐操耐磨**：由於品牌是有機體，所以隨時都會有狀況發生，因此品牌經理人也需要具備耐操耐磨的特性。
3. **即時應變**：品牌經理人需要為品牌狀況，做出有利醫療院所、有利利益關係人的決策，所有要具備有冷即時應變決策的特質。
4. **創意無限**：品牌是無形，品牌經理人要有一個創意無限的好腦袋，時時刻刻都可以有好點子，為品牌增添新議題新話題，為品牌在市場創造出新亮點。
5. **廣結善緣**：品牌經理人要有好人緣，媒體關係要好。才能為醫療院所品牌的能見度拓寬到最大。

品牌經理人的四大能力

1. **多重專業能力**：不僅有品牌發展經營、醫療基本、社會心理、就醫心理、行銷溝通、媒體議題等專業能力。
2. **溝通協調統籌能力**：需要是樂於與人溝通、願意為困難的事找解答的統籌能力。
3. **洞察力**：具有洞察「社會、醫療、就醫、政經」等能力及習慣。
4. **深思力**：品牌發展經營需要品牌經理人具有深度思考能力，才能為醫療院所品牌未來的三五年找出路。

品牌經理人 5C 決策統籌能力

品牌決策，多數是屬於團隊決策。因此，品牌團隊時常需要為品牌進行品牌決策，在進行品牌決策時，品牌經理人需要具體的品牌5C決策統籌能力，5C指的是：

1. **思考（Considering）**：需要團隊多應用集思廣異的方式來思考品牌決策。
2. **溝通（Communicating）**：需要做到360度的內外部品牌溝通，取得情報，獲得最大共識，以利品牌決策。
3. **諮詢（Consulting）**：品牌決策過程中，可善加利用外部資源，向醫管諮詢公司（如醫策商智）進行醫療院所品牌經營諮詢，借力使力有助品牌決策品質。
4. **承諾（Committing）**：決策是一種承諾的開始，因此經由上述程序所做的品牌決策，及所能給予利益關係人的承諾，才是最佳的承諾。
5. **檢討（Checking）**：品牌決策後，也需從執行過程中，找出利益關係人的回饋，進行檢討及做為後續改善提升品牌決策之用。

這五項決策能力中缺一不可，必須同時為醫療院所品牌與利益關係人對於品牌的共同目標，做出最佳決策。這也才是品牌經理人及品牌團隊的價值所在。

品牌經理人的五大特質

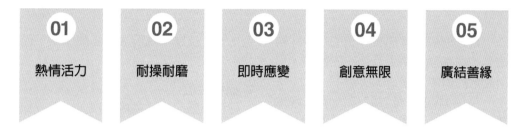

01	02	03	04	05
熱情活力	耐操耐磨	即時應變	創意無限	廣結善緣

品牌經理人的四大能力

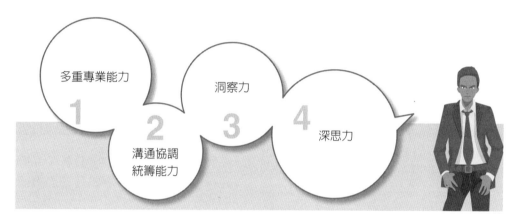

1　多重專業能力

2　溝通協調統籌能力

3　洞察力

4　深思力

品牌經理人5C決策統籌能力

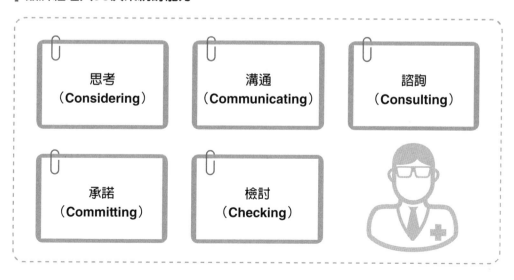

思考（Considering）

溝通（Communicating）

諮詢（Consulting）

承諾（Committing）

檢討（Checking）

Unit 6-7 形塑醫療院所品牌形象

自費醫療品牌形象，指的是自費醫療品牌在利益關係人心目中的樣貌，與所認定的價值、感受與期望。

長庚醫院給利益關係人的品牌形象，是有效率、權威、醫技精進的品牌形象，成功的自費醫療品牌，要給予利益關係人鮮明的品牌形象。

形塑品牌形象程序

品牌經營團隊，可藉由「四大自費醫療品牌形塑規劃程序」，來提升給予利益關係人的品牌形象。

1. 前置階段

利益關係人中的潛在患者、患者（NP、OP）對品牌形象的感受最為直接，是直接影響就醫回診量（率）的結果。醫療院所品牌希望在利益關係人心目中，有什麼樣的樣貌及分量，有什麼樣的評價與價值。

因此，醫療院所在樹立形塑品牌形象的規劃前置階段重點，在於落實「以患者為中心，以滿足需求為導向」的醫療及服務為基礎。並以此為根基，擬定規劃出品牌定位與發展經營。前置作業階段二大關鍵在於：

A.品牌形象的3C分析

經由3C（院所、競爭者、患者）分析，擬定醫療院所品牌識別系統、找出品牌核心關鍵價值及可以給予什麼的承諾與保證。

B.形塑品牌形象

從品牌識別系統為前提出發，形塑出醫療院所獨特的品牌形象，品牌廣告是用來呈現醫療院所獨特品牌形象，而非用廣告來形塑品牌形象。

2. 品牌定位

長庚醫院的「品牌定位」，是「綜合性的醫療學中心」。而和信治癌中心醫院的品牌定位，是「癌症專科醫院」。因此，醫療院所的「品牌定位」決定了品牌策略與品牌發展方向。有鮮明的品牌定位，才有助於品牌形象的形塑，醫療院所品牌定位必須包含四大面向。

A. 品牌定位要鮮明，品牌形象才會具相化。

B. 突顯醫療及服務的價值，為品牌定位的基礎。

C. 品牌定位始於品牌的3C分析，品牌定位要優於競爭者，要利於患者認同與好感。

D 品牌定位要簡約，在品牌視覺識別要獨特要鮮明。

3. 執行階段

經由「品牌公關、品牌口碑行銷、品牌關係行銷、品牌議題、品牌新聞報導、品牌媒體關係、品牌廣告」等「虛實整合品牌行銷」才有助形塑樹立利益關係人有好感度，認同度高的品牌形象。

4. 品牌成效

自費醫療品牌識別（系統）鮮明、品牌定位簡約、品牌形象佳，醫療院所就醫回診量（率）就會跟著好（績效），而且可以節省品牌行銷預算（成本）。這些品牌成效的提升，都有助於醫療院所品牌的長期發展與經營。

▌形塑品牌形象程序

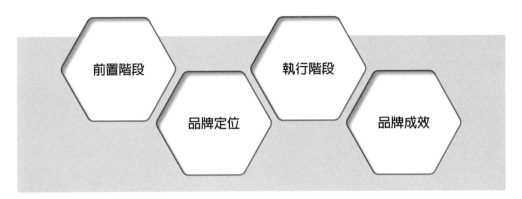

▌前置階段

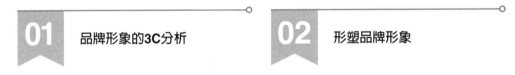

▌行銷企劃人員條件及能力

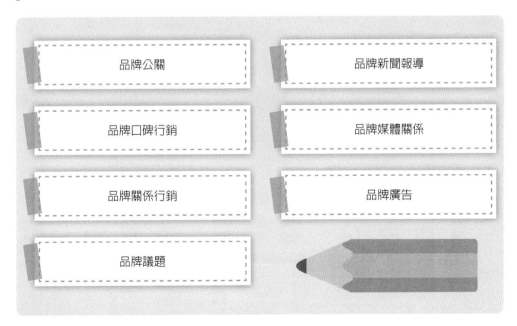

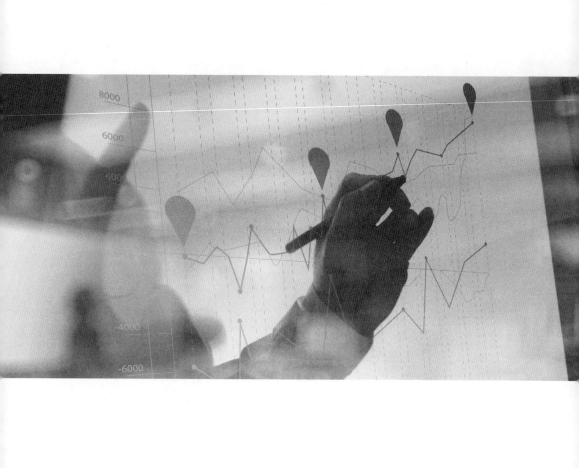

自費醫療品牌設計

7

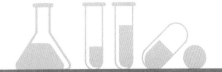

Unit 7-1 自費醫療品牌設計思維

品牌設計要獨一無二

自費醫療醫療品牌設計，應符合醫療院所的「經營理念、使命、願景、以患者（利益關係人）為中心、以滿足需求為導向」的設立訴求，並著重在突顯自費醫療及服務價價及獨特的風格呈現。

品牌設計要以「利益關係人」為出發

品牌設計前，對外，一定要多做市場調查研究，多傾聽多了解主要利益關係人對於醫療院所的看法及期待是什麼？對內，以醫療院所「醫療、服務」為核心，以及醫療院所所能給予的承諾與保證（品牌保證協定BLA）為出發點。

從內外部的論述找出最大交集，做為品牌設計的基準點。以利益關係人為出發的程序有：

1. 了解誰（WHO）是主要的利益關係人？
2. 了解利益關係人的需求是什麼（WHAT）？
3. 了解用什麼方式來滿足利益關係人的需求（NEED、WANT）？

醫療院所品牌設計重點

醫療院所品牌設計的重點，在於：

1. 了解掌握自費醫療及服務的價值及意涵。
2. 了解外部主要利益關係人對品牌期望需求，了解內部對於品牌所能給予的承諾與保證是什麼？找出最大交集。
3. 經由「視覺、美學、聽覺、嗅覺、觸覺、意境」（六感）等設計把「品牌定位、品牌屬性、品牌特性」呈現出來，符合利益關係人期望，產生品牌共鳴，進而促進利益關係人的品牌認同感，提升品牌知名度。

品牌設計範疇

一個好的品牌設計，須充分做到與落實品牌設計的範疇，有「利益關係人的市場調查研究、醫療產品設計、品牌設計、品牌形象設計、品牌命名、醫療院所簡介設計、品牌故事設計、品牌官網設計、包裝設計、品牌標誌（品標）設計、品牌標語（口號）設計，品牌歌曲設計等範疇。

醫療院所品牌設計

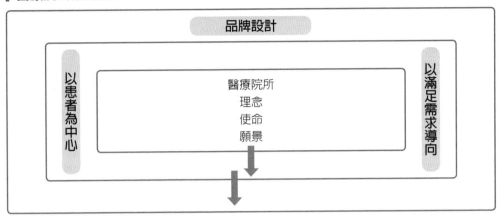

以利益關係人為出發的品牌程序

01 ｜ 了解誰（**WHO**）是主要的利益關係人？

02 ｜ 了解利益關係人的需求是什麼（**WHAT**）？

03 ｜ 了解用什麼方式來滿足利益關係人的需求（**NEED**、**WANT**）？

醫療院所品牌設計重點

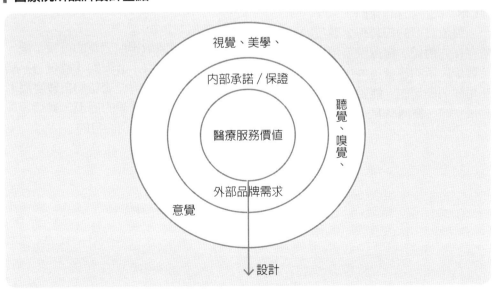

Unit 7-2 自費醫療品牌識別系統（CIS）

品牌視覺識別有如是彰顯醫療院所精神所在，又是醫療院所品牌行銷的利器。品牌視覺識別（BVI）是醫療院所識別系統（CIS）中的一環，品牌視覺識別BVI依循CIS的指導原則下設計「品牌名稱、品牌標誌、品牌代言人、品牌口號、品牌歌曲」等。

識別系統 CIS

CIS的定義是醫療院所（企業）形象識別系統，英文"Corporate Identity System"，簡稱CIS，另外醫療院所的CIS具有的好處。CSI含蓋三大構面MI（理念識別Mind Identity）、BI（行為識別Behavior Identity）和VI（視覺識別Visual Identity）相輔相成。

理念識別（Mnid Identity, MI）

醫療院所的經營理念是經營的靈魂，是醫療院所哲學、醫療院所精神的集中表現。同時，也是整個識別系統（CIS）的核心和依據。

醫療院所的經營理念要反映醫療院所存在的價值、醫療院所追求的目標以及醫療院所的經營這些內容，通過盡可能用簡明確切的、能為醫療院所內外樂意接受的、易懂易記的語句來表達。

行為識別（Behavior Identity, BI）

醫療院所行為識別（BI）的要旨是醫療院所在內部協調和對外交往中應該有一種規範性準則。這種準則具體體現在全體員工上下一致日常行為中。行為識別，則需要員工們在理解醫療院所經營理念的基礎上，把它變為發自內心的自覺行動，只有這樣，才能使同一理念在不同的場合、不同的層面中具體落實在管理行為、醫療行為、服務行為和公共關係行為。

醫療院所的行為識別是處理、協調人、事、物的動態動作系統。

視覺識別（Visual Identity, VI）

任何一個醫療院所想進行宣傳並傳播給社會大眾，從而塑造可視的醫療院所形象，都需要依賴傳播系統，傳播的成效大小完全依賴於在傳播系統模式中的符號系統的設計，能否被社會大眾辨認與接受，並給社會大眾留下深刻的印象。

VI是一個嚴密而完整的符號系統，它的特點在於展示清晰的「視覺力」結構，從而準確地傳達獨特的自費醫療形象，通過差異性面貌的展現，從而達成醫療院所認識、識別的目的。

醫療院所識別系統（Corporate Identity System, CIS）

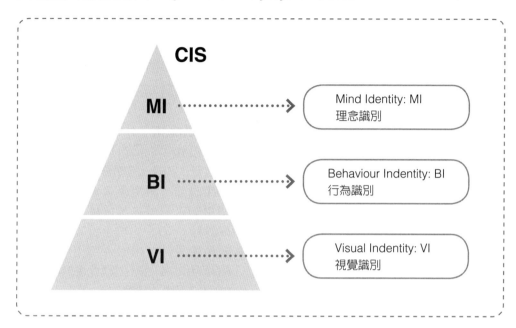

醫療院所的CIS具有的好處

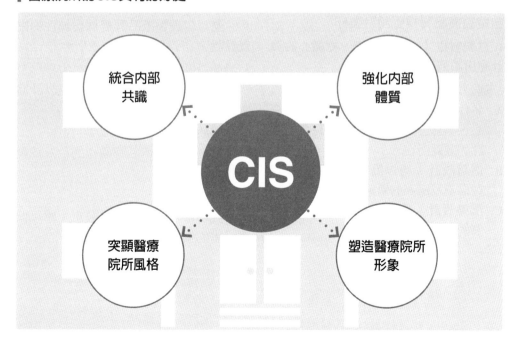

Unit 7-3 品牌視覺識別 BVI 對自費醫療的作用

　　品牌視覺識別（Brand Visual Identity, BVI）是CIS系統最具傳播力和感染力的部分。設計「視覺識別BVI」須著重在：

1. 可以主要競爭者有鮮明的區隔、品牌定位。
2. 可傳達醫院所的經營理念與文化。
3. 以品牌視覺識別BVI吸引利益關係人的關注與記憶，增進品牌認同感及知名度、增加就醫回診滿意度及忠誠度。
4. 提高員工對於醫療院所的認同與歸屬感，提升工作士氣。
5. 品牌視覺設計用色，最好不要超過三個顏色以上，如此才能聚焦視覺。

自費醫療品牌視覺設計製作

1. 自費醫療「招牌、旗幟、標識」的設計應用系列

2. 辦公用品系統

A. 名片設計：可以在三秒內引起好奇心，具吸引力的，才是好的名片設計的關鍵所在。

B. 信封設計：應以簡約，一眼明了自費醫療及服務的質感。

C. 信箋設計：應以大方視覺且便於書寫的信箋紙材為主。

D. 其他紙類辦公用品：如「自費醫療計畫書」整體視覺設計，都應以患者（及家屬）在視覺閱讀便利為訴求。

3. 提袋包裝設計

A. 藥袋設計：走出自費醫療品牌風格的視覺，而非太藥物的視覺設計。

B. 提袋設計：讓使用者會願意拿來常使用的視覺設計，這就是成功的視覺設計。

C. 包裝紙設計：由於會應用於自費醫療產品包裝之用，因此應以高質感感受的視覺設計為主。

4. 衛教宣傳卡、醫療及服務手冊設計

　　應以關懷為訴求的視覺設計。

5. 建築與環境

　　應以自費醫療品牌價值為調性的視覺設計。

6. 診間設計

　　以關懷、溫馨的色調的視覺設計為主。

7. 制服的設計

　　符合自費醫療品牌價值的色系為視覺設計基調。

8. 交通運輸系統

　　如高端患者接送的接駁車，應以低調為主的視覺設計。

醫療院所品牌視覺識別

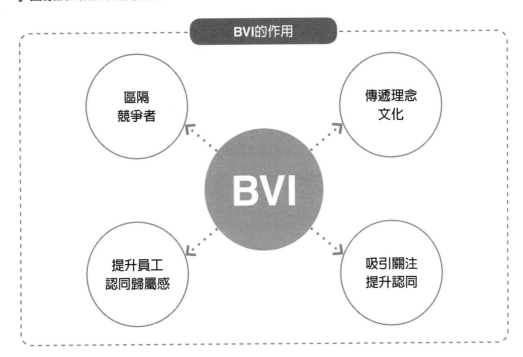

醫療院所品牌視覺設計製作

醫療院所招牌、旗幟、標識的設計應用系列

辦公用品系統

提袋包裝設計

衛教宣傳卡、醫療及服務手冊設計

建築與環境

診間設計

制服的設計

交通運輸系統

Unit 7-4 自費醫療品牌風格

什麼是風格

所謂的「風格」,意指的是給予人有一種「獨特的感受」,就如同一個人的個性所呈現出來給予他人的感受,謂之「風格」。

品牌風格

在自費醫療品牌的風格,最直接風是可以從「視覺識別」的設計開始,一定要設計出讓主要想溝通的對象感受到一種具有「獨特」風格的品牌,如此才能更容易吸引利益關係人的喜好與形象。

如果沒有了品牌風格,就很容易被利益關係人所淡忘,因此在「視覺識別」一定要設計出有獨特性的品牌風格。

自費醫療品牌風格設計內涵

自費醫療品牌風格設計上需要考慮三個構面有「認知、美學、技術」等要素。

在「認知」面,可以讓利益關係人直接聯想到自費醫療(院所)的價值,在「美學」面,要讓人有愈看愈順眼的美感,在「技術」面,要讓利潤關係人可以感受到所專注的自費醫療項目為何。

藉由這三個構面要素規劃整合設計出,符合自費醫療品牌經營理念,具有獨特性的品牌風格。

自費醫療品牌風格設計原因

品牌風格設計,因起源於對「利益關係人的醫療需求與屬性」的了解。

以主要利益關係人(患者、新患者)為例,會選擇一個符合自己(PT)醫療需求及屬性的自費醫療品牌風格,尤其是以自費醫療為主的醫療院所更需要設計出可滿足主要利益關係人(患者、新患者)的醫療需求與屬性的獨特品牌風格。

自費醫療品牌風格的目的

品牌風格設計的目的在於,藉由獨特且鮮明的品牌風格,可快速且有效的吸引利益關係人的關注,增加品牌「認同感」與品牌「知名度」,最終期望可增進「就醫回診量(率)。」

自費醫療品牌風格設計魅力

品牌風格,是一種可以讓自費醫療與主要利益關係人(OP、NP)之間,最容易畫上等號的一種方式,拉近與利益關係人「心的距離」。

自費醫療(院所)都應檢視自費醫療的品牌風格,是否具有可快速拉近利益關係人距離的效果。

自費醫療品牌風格設計內涵

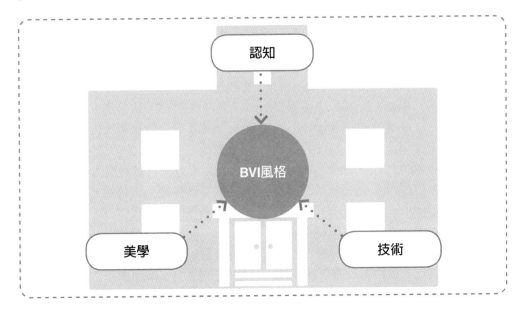

自費醫療品牌風格的目的

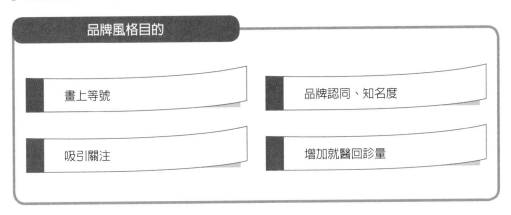

品牌風格目的

| 畫上等號 | 品牌認同、知名度 |
| 吸引關注 | 增加就醫回診量 |

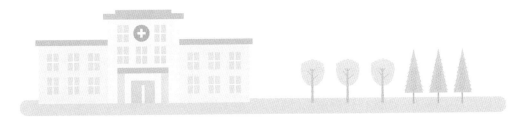

Unit 7-5 自費醫療品牌命名

構成自費醫療品牌元素有「品牌名稱（Brand Name）、品牌標誌（Logo）、品牌個性（Brand Personality）、品牌風格（Brand Style）、品牌標語（Slogan）、品牌歌曲（Jingles）、品牌故事（Brand Story）、包裝設計（Package Design）」等，其中又以品牌名稱的命名為源頭。

品牌名稱的功能

自費醫療品牌名稱，不單只是名稱而已，而是代表著整個自費醫療，更是醫療院所經營理念的縮影及體現。

品牌名稱的功能有：(1)用於與競爭者的區隔；(2)傳達品牌訊息的媒介；(3)智慧財產權（商標權）的一部分。但如「陳診所、李診所」是最不具品牌名稱功能的自費醫療品牌名稱。

命名步驟

自費醫療在為品牌命名時的步驟有：(1)組成命名小組（品牌經營團隊、高階主管、患者）；(2)確認名稱產生的方式；(3)擬定名稱；(4)評選出三組品牌名稱；(5)進行商標查尋，確認是否可申請商標註冊；(6)利益關係人反應測試；(7)選定品牌名稱。

命名原則

自費醫療在品牌命名時，所需注意的命名原則有：

1. 利益描述

意涵醫療院所可為利益關係人創造價值利益的描述，如此自費醫療品牌名稱，容易吸引利益關係人關注，從品牌名稱可快速了解自費醫療所提供的價值及利益所在。

如「愛你瘦、快易通」等，從名稱中可快速了解自費醫療所提供的價值及利益所在。

2. 易記、易理解、具說服力、易發展

如「愛你瘦、快易通」等，都具有易記、易理解、具說服力、易發展的好處。

3. 符合形象

好的品牌名稱也要符合自費醫療的品牌形象，具有一致性的價值。

4. 獨特性

品牌命名要具獨特性的意涵，才能讓利益關係人容易認可，另外要具有正面的聯想。

5. 可註冊商標

在好的品牌名稱，如果沒辦法申請商標註冊時，得不到法律的保障，也就沒辦法成為自費醫療的品牌，在好的品牌名稱也就沒任何的意義。

品牌命名要避免的忌諱

在自費醫療品牌命名時，要注意到國際化發展的需求，要了解各國或地區的風俗民情，生活習慣、價值觀等解讀的差異。

▌品牌名稱的功能

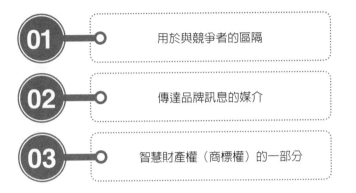

01 用於與競爭者的區隔

02 傳達品牌訊息的媒介

03 智慧財產權（商標權）的一部分

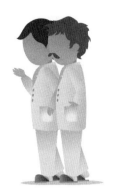

▌命名步驟

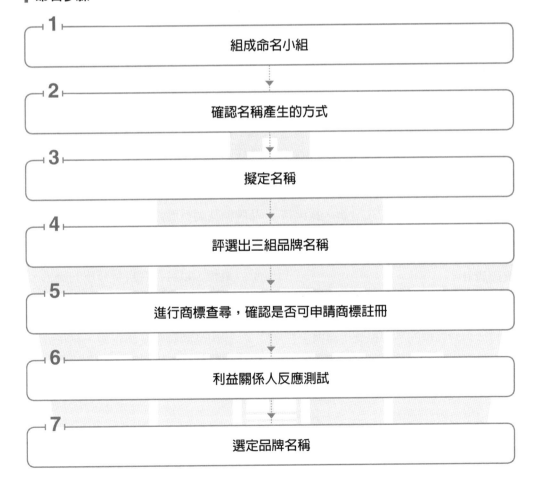

1 組成命名小組

2 確認名稱產生的方式

3 擬定名稱

4 評選出三組品牌名稱

5 進行商標查尋，確認是否可申請商標註冊

6 利益關係人反應測試

7 選定品牌名稱

Unit 7-6 自費醫療品牌標誌（Logo）

　　品牌標誌是用來與競爭者區隔的方式，是象徵醫療院所的視覺語言，可分為三種，一是以文字表示的文字符號，如「長庚醫院」；二是以圖案表示的圖形符號，如長庚醫院的「圖形」；三是綜合的標誌，如長庚醫院的文字加上圖形，不論何種品牌標誌，都要申請商標註冊，才可獲得智慧財產權中的商標權的法律保護。

　　品牌標誌的最大利益點，就是透過聯想能夠改變利益關係人對醫療院所的認同度與好感度。

品牌標誌設計流程

前置作業

　　要全面性的進行品牌標誌3C分析，了解醫療院所（Corporate）的品牌標誌意涵、了解競爭者（Competitors）品牌標誌的區隔點、了解利益關係人（Client；患者）對於品牌標誌的觀感及期望，從品牌標誌的3C分析，找出核心關鍵因素，為品牌標誌設計前最重要的準備作業。

實際設計

　　品牌設計感對於品牌標誌（Logo）要素及訴求有所了解，並搭配色彩、美學付於自費醫療的品牌標誌生命力。

要有美感

　　自費醫療的品牌標誌（Logo）設計力求讓人可以在第一時間認識到自費醫療，留下深刻且正面的印象，標誌造型要富有優雅流暢、用色要鮮豔富有感染力，使品牌標誌的視覺烙印在人的心目中。

提案

　　經由上述步驟，提出最能表彰出自費醫療品牌價值及特色的品牌標誌設計方案（最多不要超過五案），供高階主管評選。

商標檢索

　　在提案同時，須就品牌標誌提案，先進行商標檢索。由於商標是屬地主義，醫療院所可就欲到發展的國家進行商標的檢索，了解此品牌標誌是否已被註冊，避免後續無法可以的困窘。確立提案是有效提案。

品牌標誌調整與修正

　　從提案中，選定自費醫療的品牌標誌後，若在細節上還需調整時，應適時予以調整，以可符合自費醫療的需求，以及未來品牌發展經營。

申請商標註冊保護

　　經由品牌調整及修正後，在正式的申請商標註冊，以利確保法律保障。

自費醫療品牌標誌3C分析

| 院所品牌
標誌意識 | 競爭者品牌
標誌區隔 | 利益關係人對品牌
標誌觀感及期望 |

臺灣經濟部智慧財產局商標遠端檢索系統——商標檢索

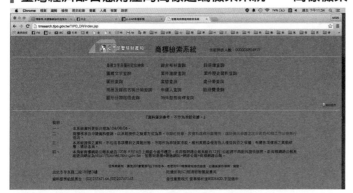

中國商標網網上查詢——國家工商行政管理總局

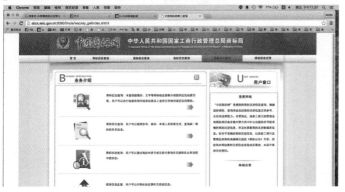

經濟部智慧財產局——商標申請相關資訊

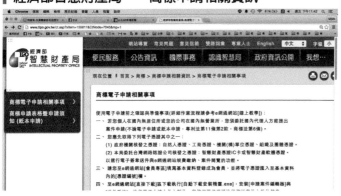

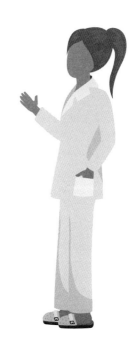

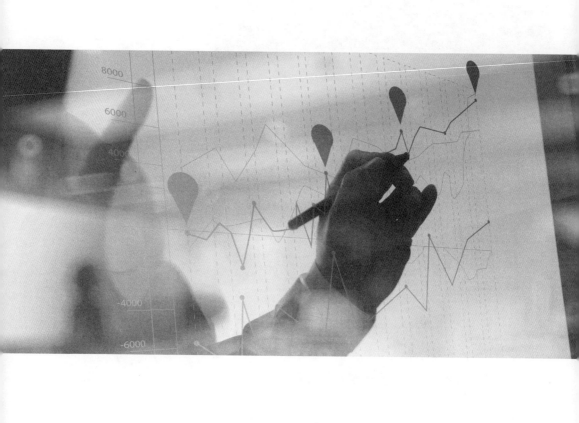

自費醫療品牌靈魂

8

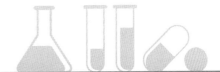

Unit 8-1 自費醫療品牌標語

　　品牌標語口號（Brand Slogan）在醫療院所整個品牌識別系統中扮演很重要的角色，一個好的品牌標語口號具有畫龍點睛的效果，對內可以提升士氣，對外可拉近利益關係人的距離及品牌認同感，從標語口號中又能彰顯出醫療院所的價值與利益所在。

醫療院所品牌標語功能

　　品牌標語的功能，在於
1. 能夠突顯醫療院所品牌特色、品牌價值所在，強化品牌形象。
2. 加深利益關係人對醫療院所的醫療及服務的印象。
3. 對內部員工具有凝聚共識力，提升工作效率。
4. 提升品牌認同感及歸屬感。增進品牌知名度及就醫回診量（率）。

醫療院所品牌標語原則

　　醫療院所的品牌標語設計，不是為要有而有，而是期望藉由品牌標語達到提升品牌認同及品牌知名度。因此在規劃設計品牌標語口號時，遵守以下原則，品牌標語口頭要：

1. 簡潔有力

　　規劃設計品牌標語口號時，一定要簡潔有力，不要太長。可以因應不同市場，規劃設計出不同市場可用的品牌標語口號，如，可以有國語版、臺語版、英語版的品牌標語口號。

2. 要有意涵

　　不論是任何版本的品牌標語口號，都要賦予醫療院所經營理念、使命、願景或是醫療及服務價值的意涵。

3. 易記不忘

　　好的品牌標語口號，要給人容易記住不容易忘掉。只要唸一次品牌標語口號就能夠琅琅上口。

　　符合上述原則的品牌標語口號，才能算是好的品牌標語口號。

品牌標語口號要「彰顯價值」

　　品牌標語口號除了要有獨特性，更要彰顯醫療院所的價值及利益所在，要深植人心。最終藉由品牌標語口號，增加利益關係人對品牌認同與歸屬感為前提。

醫療院所品牌標語口號功能

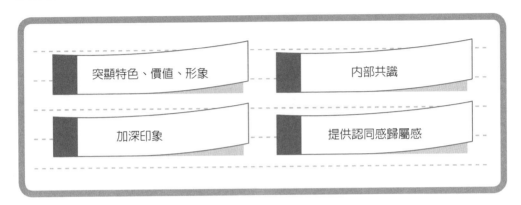

醫療院所品牌標語原則

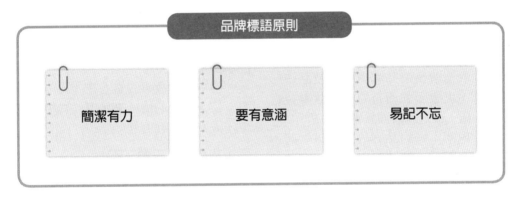

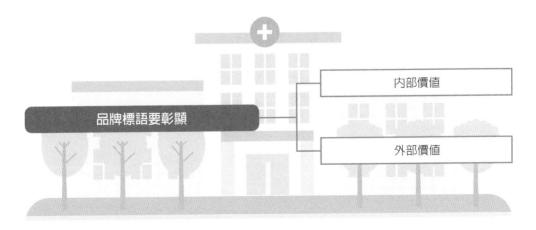

Unit 8-2 自費醫療品牌故事

　　醫療院所在過度競爭下，開始著重在自費醫療品牌的發展與經營，在品牌要素中，品牌故事是很重要的一環，具有豐富意涵的品牌故事，有助於跟利益關係人產生關聯性的聯想及互動，亦是自費醫療品牌行銷的重點所在。

品牌故事的好處

　　具有豐富意涵的自費醫療品牌故事，可賦予品牌生命力，對外對內都會有好處

1. **對外部**：藉由豐富意涵的品牌故事，可以更容易打動人心，吸引利益關係人（既有患者OP、新患者NP、潛在患者等）的關注，產生對於自費醫療品牌認同感及品牌形象，更會因強而有力品牌故事拉近距離，促進就醫回診量（率）。
2. **對內部**：好的品牌故事可以引起內部全體員工的共鳴與共識，有助於工作執行與落實，更具有激勵效果，提升工作效率。

品牌故事的訴求

　　自費醫療的品牌故事，是要突顯「自費醫療品牌特色、特質、服務、價值所在」為基本訴求，藉以此基本訴求來吸引利益關係人的關注產生共鳴與支持，並提升對自費醫療品牌的認同感、知名度、推薦度。

品牌故事的關鍵

　　在撰寫自費醫療品牌故事時，不要太複雜，應用精簡的文字，且具深層意涵來呈現出品牌特性及價值。因此在撰寫品牌故事的關鍵：

1. 自費醫療設立歷程。
2. 自費醫療經營理念、使命、願景、核心價值。
3. 品牌意涵。
4. 品牌文化。
5. 品牌永續經營訴求。

品牌故事的重心

　　撰寫品牌故事的重心在「人、時、事」三大環節的情境來呈現，其中更要以「人」為主訴求。

品質故事的「三要三不」

　　品牌故事的呈現，有三要跟三不，分別是三要「要有訴求、要感人、要真實」，在三不「不虛假、不杜撰、不誇張」。一個好的品牌故事撰寫一定要做到三要三不。

自費醫療品牌故事的好處

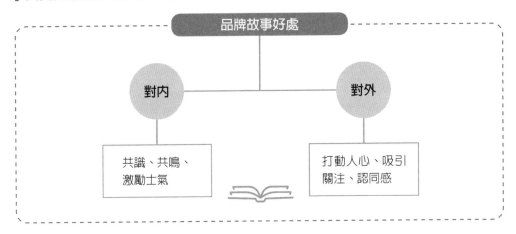

自費醫療品牌故事的關鍵

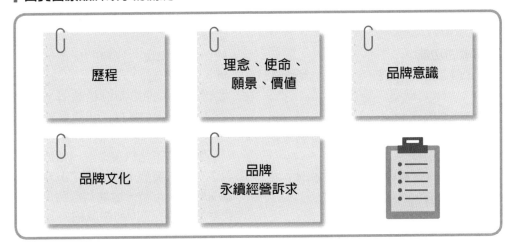

醫療院所品牌故事「三要三不」

- ・要訴求
- ・要感人
- ・要真實

- ・不虛假
- ・不杜撰
- ・不誇張

Unit 8-3 自費醫療品牌歌曲

品牌歌曲（Brand Jingles），是應用「歌詞」或「歌曲」的音樂性資訊來環繞著自費醫療品牌。

不論品牌歌曲是輕音樂、單曲或是合唱曲，都應申請商標註冊，如此即可受到智慧產權中的商標權所保護。

自從品牌廣告（電視、電影、網路、廣播、報章雜誌）的盛行，品牌歌曲就成為非常重要的品牌廣告元素之一。

藉由品牌歌曲的露出，可使得自費醫療品牌深植人心，藉以加深利益關係人對於品牌的「印象、記憶、偏好」提升。

品牌歌曲功能

品牌歌曲的功能，可分二大構面的功能：

1. 對利益關係人可

A. 增進自費醫療品牌的「認同感、歸屬感、親和力」。

B. 可強化自費醫療品牌「鮮明度」及品牌「定位」。

C. 產生自費醫療的「品牌共鳴」。

D. 可形塑自費醫療「品牌形象」。

E. 增進自費醫療就醫回診。

2. 對自費醫療院所內部可

A. 凝聚團隊共識與認同。

B. 提升員工工作士氣。

C. 增進員工歸屬感。

品牌歌曲設計重點

品牌歌曲主要是應用心理學的「制約行為」，來增進自費醫療品牌「認同感」與「歸屬感」。

因此在品牌歌曲設計時的重點要：

1. 詞曲要精簡： 如此才能讓人好記。

2. 詞曲易記口語化：如此才能讓人朗朗上口。

3. 要重複：重要的詞句要重複，加深印象。

4. 旋律輕快愉悅：快樂的旋律，才能讓人久久不忘。

5. 要將品牌歌曲申請商標註冊，確保受法律保障：唯有在法律保護下，這樣的品牌歌曲才能流傳百年。

品牌歌曲不是只有在院內播放，更應著重在自費醫療市場的應用，藉由品牌歌曲的品牌行銷，增進利益關係人對自費醫療品牌的認同與歸屬感。

▎自費醫療品牌歌曲功能

對利益關係人		對內部
・認同感　・品牌形象 ・強化價值　・自費醫療回診量 ・品牌共鳴		・共識 ・士氣 ・歸屬感

▎品牌歌曲設計重點

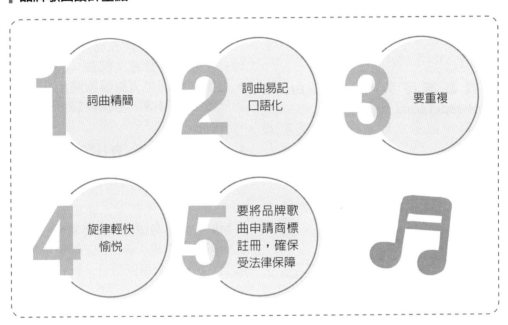

1 詞曲精簡

2 詞曲易記 口語化

3 要重複

4 旋律輕快 愉悅

5 要將品牌歌曲申請商標註冊，確保受法律保障

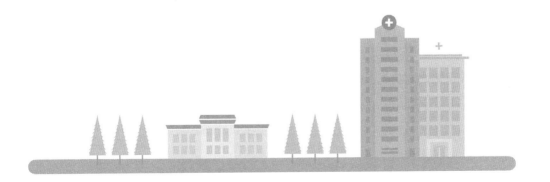

Unit 8-4　自費醫療品牌代言人

醫療院所品牌人物

醫療院所在自費醫療品牌發展經營中，需自費醫療品牌設計「品牌人物（代言人、公仔）」，藉此可以有更多的品牌宣傳機會。

品牌人物可分為二大類，一是「實」的品牌人物，謂之「品牌代言人」；二是「虛」的品牌人物，謂之「品牌吉祥物（公仔）」。

自費醫療品牌代言人（Brand Spokesperson）

醫療院所主要是可利用特定人士（醫師、患者、權威人士、公眾人物），來推薦醫療院所及自費醫療品牌。

自費醫療品牌代言人功能

品牌代言人主要的代言功能，有：
1. 引起利益關係人的關注。
2. 使得醫療院的名稱、醫療及服務、形象可以深植人心。
3. 樹立獨特的品牌形象。
4. 使得對代言人的情感移轉到醫療院所的醫療及服務。
5. 最終的功能，是期望增加醫療院所的品牌認同感、品牌知名度及就醫回診量（率）。

醫療院所品牌代言人類型

醫療院所的品牌代言人，可分為四大類型：

1. 名人（公眾人士）

由社經領域名人為醫療院所代言，藉由名人的知名度來引起利益關係人的關注，對醫療院所醫療及服務有正面評價，增進品牌認同感及品牌知名度。

2. 經營者（院長）

以醫療院所的經營者為品牌代言人，如醫療院所的院長為自家醫療院所代言。藉由經營者（院長）的位階，來影響利益關係人對醫療院所品牌的認同度及歸屬感，增進就醫療回診量（率）。

3. 專家（權威人士、專科醫師）

因應不同專科或次專科的品牌發展，可以找不同科別的醫療專家（醫師）擔任品牌代言人，藉由醫療專家（醫師）的專業權威，來影響利益關係人對醫療專科或次專科的品牌歸屬感及認同感，促進就醫回診量（率）。

4. 患者

患者是另一種具說服力的品牌代言人，醫療院所在發展醫療專科或次專科時，也可以找想患者當任品牌代言人，藉由患者「現身說法」來吸引有同樣需求的利益關係人的共鳴，增進品牌認同及品牌知名度，增加就醫回診量（率）。

隨著自費醫療品牌發展經營階段不同，可因應不同階段需要、找出不同類型的最佳品牌代言人。

醫療院所品牌人物

實　品牌代言人

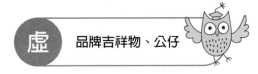

虛　品牌吉祥物、公仔

醫療院所品牌代言人功能

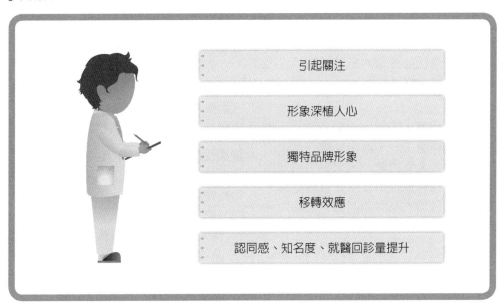

引起關注

形象深植人心

獨特品牌形象

移轉效應

認同感、知名度、就醫回診量提升

醫療院所品牌代言人類型

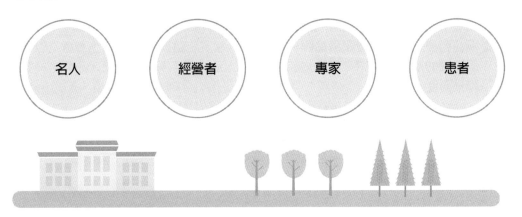

名人　　經營者　　專家　　患者

Unit 8-5 自費醫療品牌代言人遴選準則

品牌代言人的「遴選準則」，在於是否具有：

1. 影響力

對利益關係人而言，品牌代言人是否具有「公眾魅力、獨特性及吸引力」。藉由品牌代言人的影響力來影響利益關係人，關注醫療院所及自費醫療品牌，產生正面評價的品牌認同感、品牌知名度及品牌推薦度。

2. 指名力

品牌代言人的個人「指名力」，也是遴選的標準之一，藉由品牌代言人的高指名力（人氣指數），來吸引利益關係人，關注醫療院所及自費醫療品牌，產生正面評價的品牌認同感、品牌知名度及品牌推薦度。

3. 專業力

品牌代言人的「專業力」，當品牌代言人的專業力強，藉此可說服利益關係人對品牌的認同感及就醫回診量。

4. 可信力

品牌代言人要具有「可信力」，如此才能吸引利益關係對於代言的信賴，增進關注醫療院所及自費醫療品牌，產生正面評價的品牌認同感、品牌知名度及品牌推薦度。

5. 號召力

品牌代言人的「號召力（推薦力）」強，有助醫療院所的自費醫療品牌的公益形象提升，進而增加利益關係人對於品牌的喜好度、品牌形象，就醫回診率。

成功品牌代言人特質

好的優質品牌代言人要具體的特質要：(1)值得信賴；(2)具獨特專業；(3)個人影響力；(4)具社經地位；(5)類推性：讓利益關係人可類推代言人的行為。

更換品牌代言人的時機

何時該換品牌代言人呢？這是很多自費醫療品牌的難題所在，應該考量更換品牌代言人的狀況，有：

1. 當品牌代言人「價碼太高」，超出品牌預算很多時。
2. 當代言人「名氣過大」，模糊代言議題及焦點時。
3. 當代言人「私領域」有爭議，會影響品牌觀感及形象時。
4. 當代言人「專業不如以前」，已不在具有專業指標性時。

當有上述狀況時，都應考慮是否要更換品牌代言人，或是以「品牌吉祥物（公仔）」來取代品牌代言人的角色。

▍醫療院所品牌代言人遴選準則

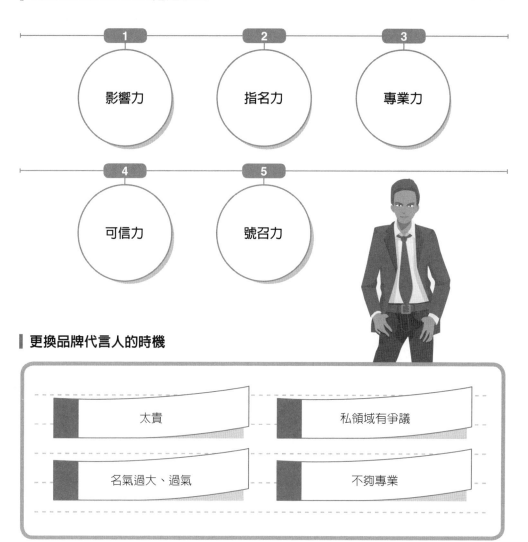

▍更換品牌代言人的時機

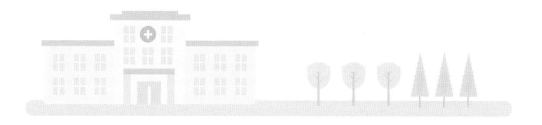

Unit 8-6 自費醫療品牌吉祥物（公仔）

自費醫療品牌吉祥物（公仔）又稱之為品牌象徵物，是一種可以用來強化自費醫療品牌「定位、個性、風格」的虛擬人物。

是一種專為自費醫療品牌量身設計視覺形象具象化的虛擬人物，用來形塑自費醫療品牌識別符號，自費醫療品牌吉祥物（公仔）要具有「說明性、親切感、吸引力、故事性」等特點。

醫療院所品牌吉祥物的功能

自費醫療品牌吉祥物，在品牌行銷中的功能，有：

1. 拉近與利益關係人距離

品牌吉祥物（公仔）可以將自費醫療的品牌「擬人化、感性化、人格化、情境化」，增加自費醫療品牌的親和力，拉近與利益關係人的距離，尤其是心理層面的距離。

已有愈來愈多的自費醫療品牌除了會有品牌代言人之外，也會為自費醫療品牌設計專屬的品牌吉祥物（公仔），藉由品牌吉祥物（公仔）來參與公益活動、品牌行銷活動等，拉近與利益關係人的距離，增進品牌認同感及品牌知名度。

2. 最優秀的品牌形象大使

品牌吉祥物（公仔）是自費醫療院所最大的品牌形象大使，由於是虛擬人物，因此可塑性高，可依自費醫療品牌定位、品牌個性、品牌特性形塑出，符合自費醫療品牌形象親善大使的角色。

3. 傳播自費醫療品牌文化

品牌吉祥物（公仔）在醫療院所內外部，都扮演了另一個很重要的角色，自費醫療品牌文化的傳播者。藉由品牌吉祥物（公仔），將自費醫療品牌文化傳播給內部員工，凝聚共識增進工作效益；對外會有感召力，以形成令人感到親切、友善、可信賴、有吸引力的品牌文化形象。

自費醫療的品牌吉祥物（公仔），從設計、形塑、樹立成擬人化特有的品牌形象。都有助於跟競爭者做出最鮮明的區隔，可與利益關係人間有快速的關聯性，拉近心理距離，增進品牌認同感及品牌知名度，促進就醫回診量（率）。

▌長庚醫院品牌吉祥物

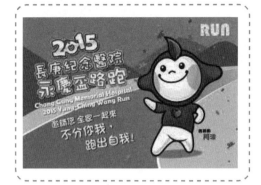

▌臺大醫院兒醫吉祥物Q比

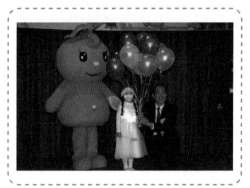

▌上海仁愛醫院吉祥物設計比賽得獎名單

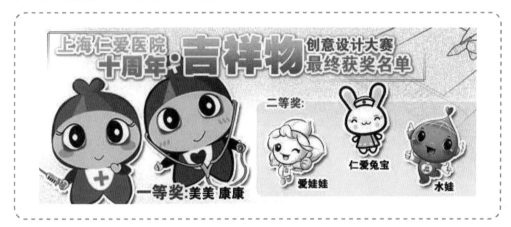

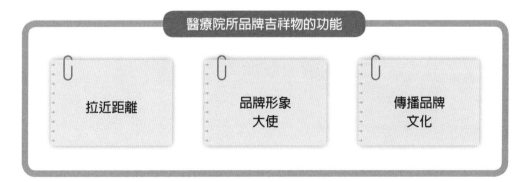

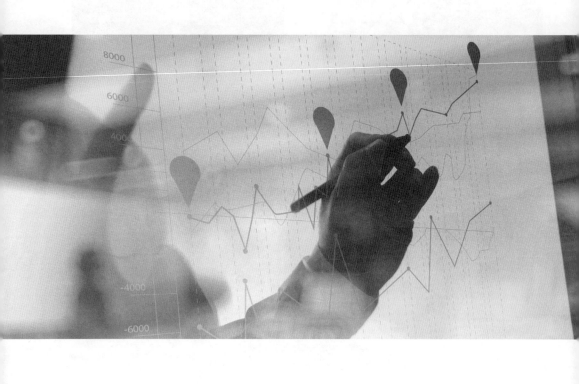

自費醫療品牌溝通

9

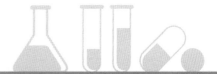

Unit 9-1 自費醫療品牌服務五大缺口

如何提升品牌認同到品牌知名度？需要了解品牌服務的五大缺口，進而改善並滿足品牌服務五大缺口，才能真正的提升利益關係人的品牌認同感、品牌知道度到品牌滿意度及品牌忠誠度。

自費醫療品牌服務五大缺口

自費醫療品牌服務五大缺口，源自於利益關係人與醫療院所對於品牌服務的期待落差（GAP1）開始，到利益關係人得到醫療院所所提供真實的自費醫療品牌服務差異（GAP5）為止，共有五大品牌服務缺口，分別是：

1. GAP1期望缺口

利益關係人（患者）期望與醫療院所之間，對於自費醫療品牌服務期望（落差）缺口，當醫療院所不了解利益關係人（患者）對於自費醫療品牌服務的期待時，便無法提供利益關係人（患者）好的，且是令人滿意的品牌服務。可以藉由多了解利益關係人的需求開始，進而降低此缺口的差距。

2. GAP2認知缺口

醫療院所內部將品牌服務轉換成品牌服務規格之間的認知缺口，醫療院所會受到法律規範、資源及市場競爭等因素限制，而在轉換成品牌服務規格的認知差異。而形成了品牌服務的認知缺口。可以藉由多了解相關法律規範、擁有多少資源及競爭狀況後，再進行品牌服務規格化的過程，如此可以降低減少品牌服務認缺口的差距。

3. GAP3轉換缺口

醫療院所將已規格化的品牌服務，轉換成提供給利益關係人的品牌服務（前、中、後）過程中，所產生的品牌服務轉換缺口。這是一種因服務人員素質、訓練、態度不佳，而真實產生的品牌服務轉換缺口。當有這項缺口時，可回到原點，找到對的人做對的事，再者是加強品牌服務訓練及體驗什麼是品牌服務開始，藉以降低品牌轉換差距。

4. GAP4溝通缺口

自費醫療品牌服務在傳達與利益關係人的品牌溝通時，所產生的溝通缺口。如過度商業化、誇大不實、強勢推銷等，都會造成利益關係人的過度期待，而產生的品牌服務溝通缺口。最好的解決之道在於「務實、真實、非商業化」的溝通為本，必可降低溝通缺口。

5. GAP5感受缺口

品牌服務第五大缺口是真實「感受缺口」，當利益關係人接受到醫療院所的品牌服務時，所真實感受到的品牌服務間的落差，謂之「品牌服務的感受缺口」。要改善此缺口，最好的方式在於，品牌服務人員是否具備「同理心」，可以換位思考，將心比心的提供最佳化的品牌服務，唯有如此，才能降低此缺口的差距。

醫療院所的品牌服務五大缺口，由缺口一到缺口四，都可由醫療院所透過經營體質改善與績效評量（BSC）分析，來達到品牌服務缺口的改善，更可提升醫療院的品牌服務品質及效益，增進品牌滿意度及提升品牌忠誠度。

品牌服務五大缺口

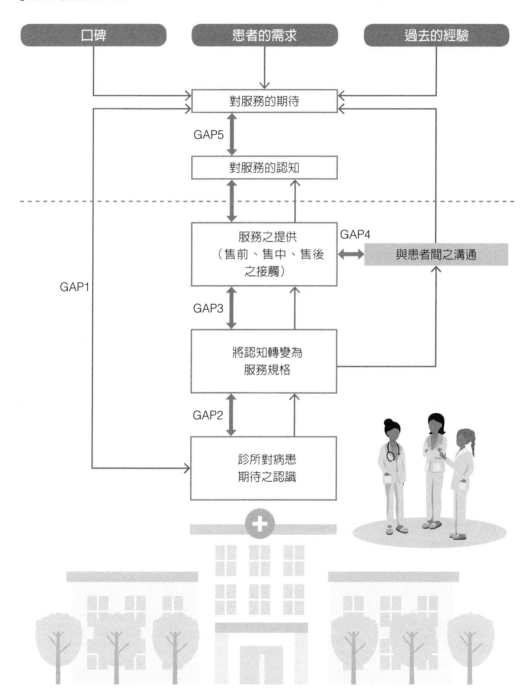

Unit 9-2 改善自費醫療品牌服務缺口策略

整體性的改善品牌服務缺口六大策略，有：

1. 經驗管理

吸取利益關係人對於醫療院所的品牌服務經驗及回饋，收集編輯成教育訓練的教材教案，做為以後新進人員或是在職教育訓練之用，藉以提升員工素質。

2. 標準作業程序

將好的利益關係人的經驗編入標準作業程序之中，如此可提升品牌服務的品質，更可降低品服務缺口的落差。

3. 強化同理心及教育訓練

好的品牌服務，是要有「同理心」及「訓練」。因此醫療院所務必加強「同理心」的教育訓練，以及加強「品牌服務體驗」的教育訓練。

4. 經營體質提升

經營體質的提升，可分為醫療面的經營體質提升，如醫師及醫師團隊、醫療法規、醫療前、中、後告知說明義務……等的提升。非醫療面的經營體質提升、如經營管理團隊、現場改善……等的提升，都是改善自費醫療品牌服務缺口最佳策略。

5. 需求管理

自費醫療品牌服務要做的好，降低缺口，很重要的是「需求管理」，不論是在「自費醫療面」與「非自費醫療面」的「顯性需求」或是「隱性需求」，都應在第一時間主動了解（挖掘）並提出解決方案。

6. 期望管理

自費醫療品牌著重的是，醫療專業及相關服務的同時滿足，對於利益關係人（如既有患者OP、新患者NP）的期望管理更是重要，不要給出錯誤的期待或是過多做不到的承諾等，做好期望管理亦是可改善自費醫療品牌服務缺口的策略。

有好的品牌服務改善策略，更需要落實在現場的品牌服務之中，才能真正的提升品牌服務品質，降低品牌服務缺口的差距。

改善品牌服務缺口策略

① 經驗管理

② 標準作業程序

③ 強化同理心及教育訓練

④ 經營體質提升

⑤ 需求管理

⑥ 期望管理

需求管理策略

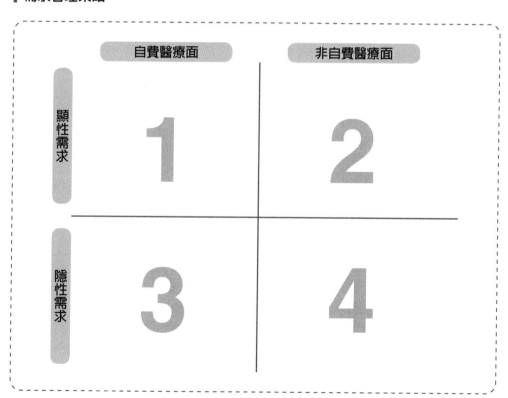

Unit 9-3 自費醫療品牌溝通特性

「品牌是溝通出來的」，自費醫療品牌更是如此。

醫療院所在品牌發展經營過程中，更需要出動積極的與利益關係人進行品牌溝通，經由品牌行銷有效的利益關係人進行品牌議題溝通，促進利益關係人對於自費醫療品牌的認同、品牌知名度的提升，增加就醫回診量、滿意度及忠誠度。

品牌溝通目的

自費醫療品牌與利益關係溝通的目的，在於增進「品牌認同感、品牌知名度、就醫回診量、品牌滿意度、品牌忠誠度」。讓利益關係人對於自費醫療品牌，有其正面評價及口耳相傳的作用。

品牌溝通重要性

品牌亦有生命週期，在不同的生命週期階段都會有品牌問題（瓶頸），因此品牌溝通重點也會有所不同。不論在那一階段的品牌生命週期，都應持續不斷有策略性的，與利益關係人進行品牌溝通，讓自費醫療品牌形象提升且深植人心。

第一時間的品牌溝通

品牌溝通要即時，不要乎略了任何品牌溝通時機。在媒體傳播多元的時代，好事無人知，壞事一定傳千里，醫療院所對於任何與品牌相關的議題及意見，應在第一時間分析、判斷做出決策，必須在第一時間進行有效的品牌溝通，避免品牌問題擴散，產生負面評價及負面的品牌傳播。

有效的品牌溝通工具

品牌溝通要有效，慎選品牌溝通工具，成了最重要的事。因應不同的品牌議題（問題、危機），可應用的品牌溝通工具也會不同，可能需要的品牌溝通工具也會不只一種，可能同時需要二種以上品牌溝通工具。有效的品牌溝通工具，有「品牌口碑行銷、品牌議題事件行銷、品牌新聞媒體報告、品牌公關、品牌官網」等。品牌溝通除了要界定議題外，就是要慎選品牌溝通工具，才能達到有效的品牌溝通的結果。

品牌溝通對象

品牌溝通的對象，主要是利益關係人為主。又可分為內部的利益關係人，以及外部的利益關係人。

1. **內部的品牌溝通對象**：以內部利益關係人為主，有「高階主管（院長、副院長）、科室部門主管、醫師、護理人員、行政人員、第一線臨櫃服務人員、義工」等，都是主要的內部品牌溝通對象。

2. **外部的品牌溝通對象**：以外部的利益關係人為主，有「社會大眾、社區民眾、政府主管機構、媒體、醫藥材供感商、國際（醫療、醫療觀光）通路商、競爭者、策略聯盟夥伴、潛在患者、既有患者」等，都是主要的外部品牌溝通對象。

品牌溝通策略

因應不同的品牌溝通議題（危機），以及品牌溝通對象，要擬定出不

同的品牌溝通策略。策略是品牌溝通的上位思考，沒有好的品牌溝通策略，很難達到有效的品牌溝通效果。因此務必擬定出品牌溝通策略，在第一時間與對的對象，進行品牌溝通，以利達到品牌溝通效果。

品牌溝通目的

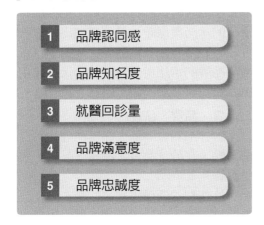

1. 品牌認同感
2. 品牌知名度
3. 就醫回診量
4. 品牌滿意度
5. 品牌忠誠度

品牌溝通工具

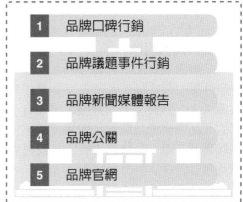

1. 品牌口碑行銷
2. 品牌議題事件行銷
3. 品牌新聞媒體報告
4. 品牌公關
5. 品牌官網

品牌溝通對象

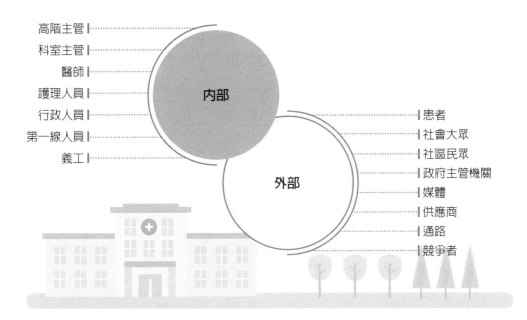

內部
外部

高階主管
科室主管
醫師
護理人員
行政人員
第一線人員
義工

患者
社會大眾
社區民眾
政府主管機關
媒體
供應商
通路
競爭者

Unit 9-4 自費醫療品牌對外溝通 I

在走向自費醫療、國際（醫療、醫療觀光、品牌連鎖加盟）化發展，更需要著重在品牌溝通。

唯有跟所有利益關係人進行有效的品牌溝通，才有助自費醫療品牌發展經營。

清楚品牌溝通對象

品牌溝通對象，可以分為二大類，一是外部的利益關係人、二是內部的利益關係人。針對不同的對象，需要有不同的「品牌溝通議題、品牌溝通訴求、品牌溝通策略、品牌溝通的工具及品牌溝通效益的評估與衡量。」

自費醫療品牌對外「五大重點溝通」

自費醫療品牌對外部利益關係人的重點溝通，有品牌對外的五大重點溝通。分別是：

1. 承諾與保證（品牌保證協定Brand Level Agreement, BLA）

對外部利益關係人重點的品牌溝通第一要務，是醫療院所對利益關係人的承諾與保證（品牌保證協定Brand Level Agreement, BLA）。

這也是利益關係人所最為在乎的事。利益關係人所在乎的是，醫療院所是否可以做到所說的承諾與保證。所以醫療院所品牌發展經營，對外部利益關係人在品牌溝通的首要之務，在於謹言慎行的承諾與保證，是否有如出一轍的實踐。取得外部利益關係人，對於自費醫療品牌的承諾與保證（品牌保證協定Brand Level Agreement, BLA）的信賴。

2. 品質、品質、品質

對外部利益關係人品牌溝通的第二個重點，在於「品質、品質、品質」還是品質。

外部利益關係人在乎的是，除了自費醫療品牌「承諾與保證」外，更在乎的是這些承諾與保證的品質，是否優於同業水準，優於競爭者。

品質是自費醫療品牌發展經營的基礎，唯有提供高品質的承諾與保證，才能增進品牌認同感及品牌知名度。

▎自費醫療品牌對外「五大溝通」重點

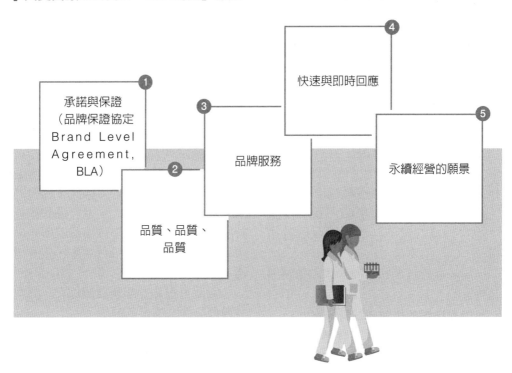

▎品牌保證協定（**BLA**）分級

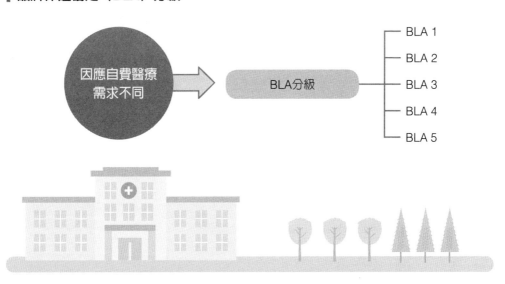

Unit 9-5 自費醫療品牌對外溝通 II

自費醫療品牌對外「五大重點溝通」

3. 所提供的品牌服務

對外部利益關係人品牌溝通的第三個重點是，在於自費醫療品牌所提供的品牌服務，是否有品質的一次到位。

因此品牌溝通重點，在「了解需求」且做好「期望管理」後，要讓外部利益關係人了解，自費醫療品牌服務在「前、中、後」所提供的內容、品質及一次到位的做法（如自費醫療計畫書）。

藉以取得外部利益關係人的信賴與品牌支持。

4. 品牌溝通需要快速與即時回應

對外部利益關係人品牌溝通的第四個重點，在於醫療院所對於利益關係人所關心的事，是否都可以快速且即刻回應。

這是外部利益關人所在乎的事，醫療院所當有同理心，就能異地而處，了解外部利益關係人所在乎的感受（要能感同身受）。

因此品牌溝通時，要快速且有效的在第一時間即時的回應利益關係人。這過程也需要有紀錄，如此才能做為後續追蹤與改善及培訓之用。

5. 品牌永續經營的願景

醫療院所品牌發展經營，最終在於走向國際（醫療、醫療觀光、品牌連鎖）化、品牌永續經營。因此，醫療院所在跟外部利益關係人，進行品牌溝通時的第五個重點，是要就醫療院所走向永續經營的願景，好好的進行品牌溝通。

如此可提升外部利益關係人，對自費醫療品牌的推崇及推薦。

醫療院所品牌溝通，一定要做好外部利益關係人的品牌溝通；而且就品牌溝通的成效，要進行評估及品牌溝通後的成效衡量。

另外，要不定期就外部利益關係人的品牌溝通「滿意度調查」，藉此提升「品牌認同感、品牌知名度到品牌滿意度及品牌忠誠度。」

醫療院所對外品牌溝通成效衡量

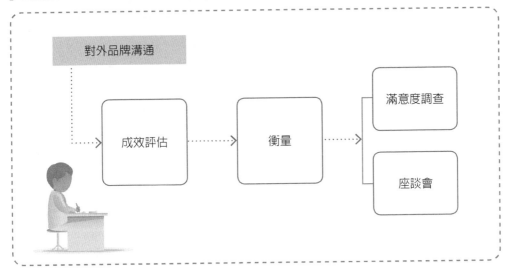

對外部利益關係人溝通程序

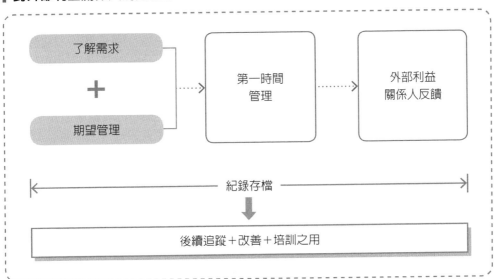

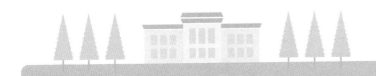

Unit 9-6 自費醫療品牌對內溝通 I

內部利益關係人是成就了自費醫療品牌的大功臣之一，所有外部利益關係人對於自費醫療品牌的需求，都是由內部的利益關係人所提供；外部利益關係人會得到好的品牌（承諾、保證、品質、服務、聲譽），除了有賴於醫療院所品牌對外的溝通，更重要的是自費醫療品牌對內部利益關係人的品牌溝通。

內部利益關係人充分的品牌溝通，取得最佳的品牌共識，才能給予外部利益關係人最好的品牌價值。因此，「唯有好的員工、才會有的客戶」的道理就在於此。

內部品牌溝通對象

品牌內部利益關係人的溝通對象，可分為上下垂直溝通的員工，以及左右橫向溝通的部門。而品牌團隊（品牌部門）在內部利益關係人的品牌溝通，就需要扮演品牌溝通統籌的角度，要主動、積極、樂觀的參與及進行各項內部的品牌溝通。

品牌內部溝通類型

品牌對內部利益關係人溝通類型，主要可分為二種，一是正式的品牌溝通類型，二是非正式的品牌溝通類型。

溝通者（品牌團隊）要善於運用不同的品牌溝通類型，充分與內部利益關係人進行有效果的品牌溝通，進而取得品牌共識與支持。如此才能提供給外部利益關係人最好的品牌價值。內部溝通型式有：

1. 正式品牌溝通類型

依溝通訊息流向不同，可分為「向上溝通（Upward Communication）、向下溝通（Downward Communication）、水平溝通（Horizontal Communication）、斜線溝通（Lateral Communication）」等四種品牌溝通類型。

2. 非正式品牌溝通類型

除了上述正式溝通類型外的溝通，都可稱之非正式的品牌溝通類型，如用餐時的溝通、下班後的溝通、通訊軟體APP（FB、Line、WeChart等）的溝通，或是非正式的小團體溝通等。

在非正式溝通時，要注意且禁止小道消息、謠言等負面溝通。

▋醫療院所品牌對內溝通目的

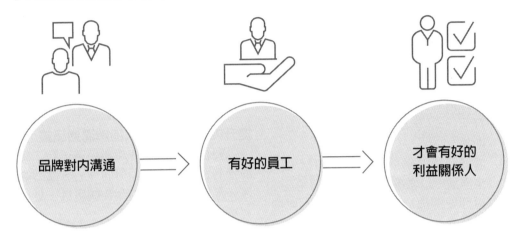

▋醫療院所品牌內部溝通對象

▋品牌對內溝通類型

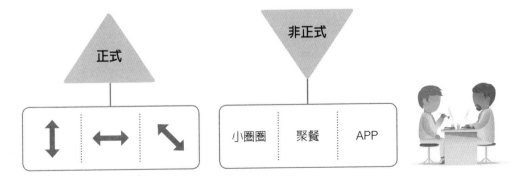

Unit 9-7 自費醫療品牌對內溝通 II

品牌對內部利益關係人溝通原則

1. 不論是何種型式，品牌溝通管道要暢通。
2. 正式溝通跟非正式溝通，可以雙管齊下，以達到品牌溝通目的為原則。
3. 溝通管道要精簡，不要用傳話方式來溝通，以當事人溝通為原則。
4. 溝通要開放心態、要同理心、要換位思考、要對等、要公平、要有時效、要記錄、要決策、要有改善計畫等。
5. 溝通後要落實改善、執行、成效評量。

善用五大品牌溝通原則，可協助提升內部利益關係人品牌溝通的品質及效益。

內部利益關係人溝通的障礙

在任何醫療院所的內部溝通，多少都會有過度專業導向的狀況，因此在內部溝通上，就容易存在溝通的瓶頸及障礙。

因此在進行內部品牌溝通時，品牌團隊可扮演統籌及化解障礙的橋梁。此外，唯有落實上述五大溝通原則才是上策。

提升內部利益關係人品牌溝通品質

要提升內部品牌溝通品質，除了要溝通者彼此間的互動與同理心，品牌團隊（品牌部門）的協助及統籌外，更需要有：

1. 高階主管的支持，資源的投入。
2. 設計品牌委員會，不定期溝通。
3. 建立品牌共識，提升醫療院所內部全員的品牌共識。
4. 強化跨部門的互動及溝通技能。
5. 強化虛實整合的品牌溝通平臺的運用。

內部利益關係人品牌溝通的好，品牌共識強，給予外部利益關係人的品牌價值才會高，才會受到肯定，品牌認同及品牌知名度、品牌滿意度、品牌忠誠度才會高，自費醫療品牌也才能走向永續經營。

▍品牌內部溝通原則

- ▶ 品牌溝通管道要暢通
- ▶ 雙管齊下，以達到品牌溝通目的
- ▶ 不要用傳話方式來溝通，以當事人溝通為原則
- ▶ 要開放心態、要同理心、要換位思考、要對等、要公平、要有時效、要記錄、要決策、要有改善計畫
- ▶ 溝通後要落實改善、執行、成效評量

▍提升內部品牌溝通品質

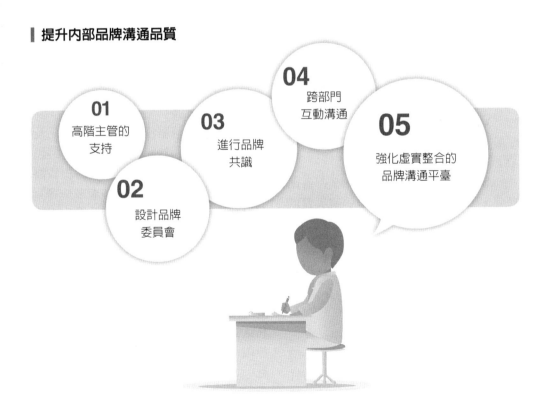

01 高階主管的支持

02 設計品牌委員會

03 進行品牌共識

04 跨部門互動溝通

05 強化虛實整合的品牌溝通平臺

Unit 9-8 自費醫療品牌溝通最前線 I

外部利益關係人對於自費醫療品牌評價高低，取決於第一線人員所給予的品牌服務為依歸。

當第一線人員給予高品質的品牌服務，接受到品牌服務的外部利益關係人對於自費醫療品牌的認同感及品牌評價也就會高。因此第一線人員成了傳達自費醫療的品牌大使。

要有好的第一線品牌大使，就要有賴於與第一線人員的「品牌溝通能力（同理心）、品牌共識、品牌服務執行力」。自然給予外部利益關係人的品牌服務（體驗）就會高，利益關係人的品牌評價才會高。

醫療院所品牌溝通最前線的設置

由外部利益關係人的角度，會接觸到自費醫療的品牌最前線（第一線）的面向有：1、0800服務人員；2、櫃臺人員；3、義工；4、急診醫護人員；5、虛擬平臺（官網、臉書FB、醫療院所APP）等。

而這些背後都是由第一線人員所構成，因此如何提升這些第一線人員的素質及品質，就有賴於找到好的員工開始。

要有好的品牌最前線（第一線）服務人員

須做到：

1. 找對的人，做對的事

不是每個人都適合當第一線的品牌服務人員，所以找人時，須以人格特性適不適合，為優先考量，稱職的第一線人員，都具備有「主動、積極、樂觀、熱心」的人格特性。

2. 職前教育訓練

從中學習體會醫療院所經營的理念、使命、願景、價值觀到品牌認同與歸屬感。唯有認同有品牌共識，才能給予最真實的品牌服務及感受。

3. 好的獎勵制度

要時時激勵第一線品牌服務人員，要給予第一線人員好的獎勵制度，賞罰分明，更要做到明賞暗罰，如此才可達到提升工作士氣的效果。

4. 在職教育訓練

不定期給予第一線品牌服務人員的在職教育訓練，除了可以提升醫療專業知識外，更需要在品牌面、服務面、心理面、溝通給予強化及提升技能。

5. 未來晉升發展

第一線品牌服務人員，是最容易及最快獲取外部利益關係人使用品牌經驗的窗口，因此要將此品牌經驗轉化成醫院所內部有用的資產，做為未來品牌服務升級的依據；此外也要給予優秀的第一線品牌服務人員有晉升發展的機會，依職涯規劃，可以有機會晉升成主管，帶領新進的第一線品牌服務人員，或是可以轉任到其他部門任職。

這都是可以建置最好第一線品牌服務人員的方法，當第一線品牌服務人員無後顧之憂時，才能為品牌服務全力以赴。

▎醫療院所品牌溝通最前線

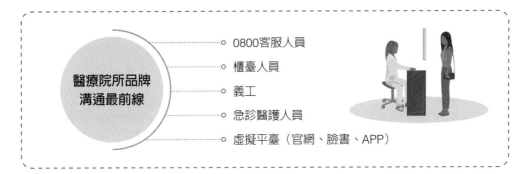

醫療院所品牌溝通最前線
- ○ 0800客服人員
- ○ 櫃臺人員
- ○ 義工
- ○ 急診醫護人員
- ○ 虛擬平臺（官網、臉書、APP）

▎要有好的品牌最前線（第一線）服務人員

1　找對的人，做對的事

2　職前教育訓練

3　好的獎勵制度

4　在職教育訓練

5　未來晉升發展

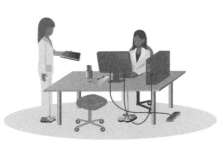

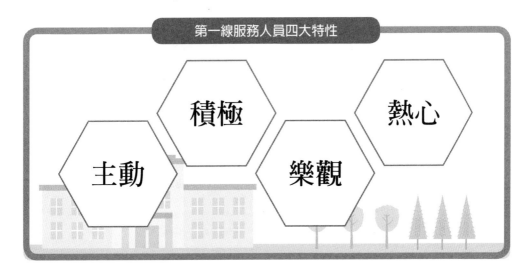

第一線服務人員四大特性

積極　　熱心

主動　　樂觀

Unit 9-9 自費醫療品牌溝通最前線 II

第一線人員的品牌服務缺失

第一線品牌服人員可能會出現的品牌服務缺失，有：

1. **態度不佳**：這是第一線品牌服務人員最為被抱怨的事，常會被患者抱怨不專業說算了，強迫推銷，不買，態度就愈來愈差。

2. **應變能力差**：在狀況外，反應不過來，一問三不知，支支吾吾，又不知找人支援解決問題，這是常見的第二大缺失。

3. **專業度不夠**：當專業（醫療面、非醫療面）度不及（患者）時，就容易產生品牌服缺失，讓利益關係人對自費醫療品牌失去信心。

4. **情緒不穩定**：當自我情緒管理（EQ）不好時，容易顯於色，不自覺的會反應在應對進退之中，易造成另一種品牌服務缺失。

5. **不盡責**；未全力以赴，做不到位的品牌服務，是一種自找麻煩的做法，因為利益關係人會因沒得到好的答案，會再來問一次，直到得到滿意的答案。

上述五種都是主要的品牌缺失來源，當第一線品牌服務人員發生品牌服務缺失，則會快速損及自費醫療品牌形象與信賴。

改善品牌服務缺失六大做法

可以有效改善品牌服務缺失的六大做法，有：

1. **再職教育訓練（培訓）**：需要落實於日常工作中，現場的再教育訓練是最好的改善。

2. **提升同理心**：同理心是需要被訓練，經由角色扮演，可以強化提升同理心的能力，同理心強了，品牌服務缺失就少了。

3. **明確規範（標準作業程序SOP）要求**：這是基本的品牌服務架構，當落實了就可避免品牌服務缺失的發生。

4. **落實品牌服務文化**：品牌服務是團隊的事，當有了品牌服務文化，團隊共識就會強，彼此就會願意支援。

5. **強化考核及回饋**：有考核，才能讓有缺失的第一線人員記取教訓，並經由考核及回饋核進行缺失改善。

6. **轉調或轉業**；當經由上述五大做法還不見起色，那只能進行第六大做法，協助轉調到其他部門或是輔導轉業以達適才適所。

品牌服務是由第一線人員最直接提供給外部利益關係人，要高的「品牌評價、品牌認同感、品牌歸屬感」，就要最優質的品牌第一線人員。

▌第一線人員的品牌服務缺失

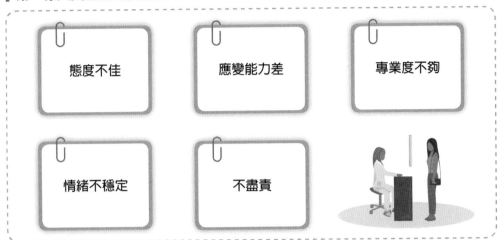

態度不佳

應變能力差

專業度不夠

情緒不穩定

不盡責

▌改善品牌服務缺失六大法

01	再職教育訓練（培訓）
02	提升同理心
03	明確規範要求
04	落實品牌服務文化
05	強化考核及回饋
06	轉調或轉業

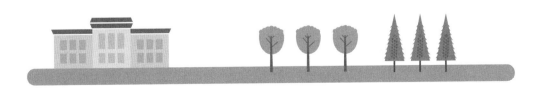

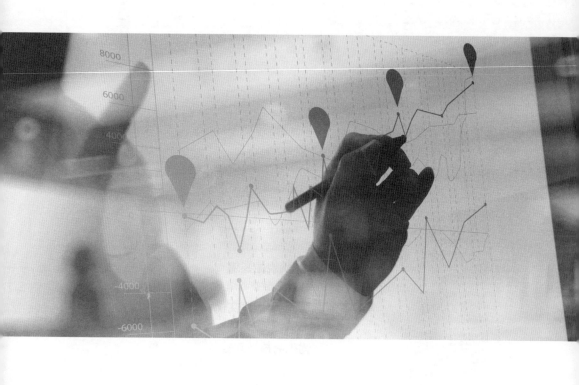

自費醫療品牌策略

10

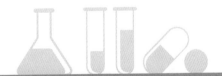

Unit 10-1 自費醫療品牌診斷，找出品牌問題

自費醫療品牌發展經營是一條漫漫長路，隨時都要留意品牌形象及品牌評價。品牌經營是好事無人知，壞事傳千里，尤其是被媒體披露報導，對品牌的損傷更大。

當品牌負面評價大於正面評價時，除了會損及品牌形象，更會引發品牌危機。因此，需隨時掌握利益關係人對於品牌評價爲何？更要爲品牌診斷，了解品牌哪裡出了問題？

品牌診斷

所謂的品牌診斷，意指透過利益關係人對品牌資料蒐集、品牌調查、品牌問卷等，找出品牌目標與品牌現況之間的差距，並且從中運用數據量化進行品牌問題分析，擬定改善因應對策，予以執行改善計畫。

品牌診斷關鍵

在品牌診斷後，首要進行品牌問題分析，找出品牌哪裡出問題了，了解利益關係人對於品牌負面觀感及負評的來源，這是一種爲品牌發現問題，擬定解決問題對策，是品牌診斷的關鍵所在。

品牌診斷指標

可以藉由「品牌認知雷達圖」，來做爲品牌診斷指標的工具，可從品牌認知圖的五大衡量指標，來進行品牌診斷，了解品牌在市場中的表現。

1. 品牌聯想率

不論在有沒有提示的狀況下，受測者所能直接想到品牌的比例，即是所謂的品牌聯想率。利益關係人的品牌聯想，從有形到無形的品牌聯想有五大層面，有「自費醫療聯想、品牌識別聯想、院所聯想、使用者聯想、體驗聯想」等。

2. 品牌知名度

指的是利益關係人對於自費醫療品牌名稱，以及自費醫療與服務類別的知曉程度。品牌知名度愈高，利關係人的指名度就會愈高，熟悉度愈高，會讓利益關係人感到品牌的認同及歸屬感，有安全可靠的信賴感，因而可增加自費醫療的就醫回診量（率）。

3. 品牌聲譽度

指的是當利益關係人在接受過自費醫療品牌服務和其他品牌之間比較後，對自費醫療品牌的品牌評價，謂之品牌聲譽度。

4. 品牌市占率

指在市場中，與競爭者之間的市場占有率的差別。品牌市占率高，也會反應品牌評價高。

5. 品牌成長率

品牌成長率愈高，品牌評價也會愈高。成長率來自於有高的就醫回診量（率），因此品牌評價隨之會增高。

這五大品牌認知度指標構成了品牌診斷的品牌認知雷達圖，從中可了解自費醫療品牌在利益關係人的品牌評價。

擬定品牌診斷改善計畫

在品牌診斷後，品牌團隊（品牌部門）必須依品牌認知雷達圖的五大指標，擬定出品牌改善提升方案，做爲行動計畫方針。

品牌診斷指標

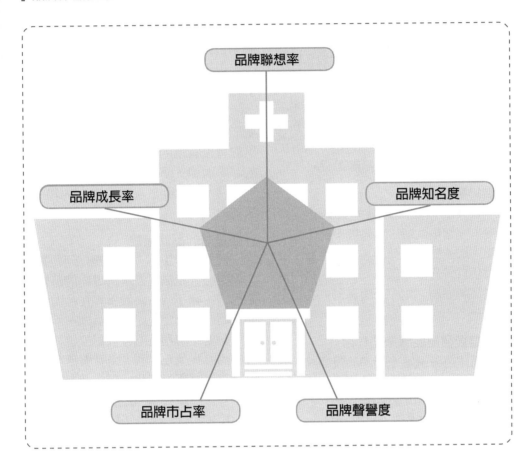

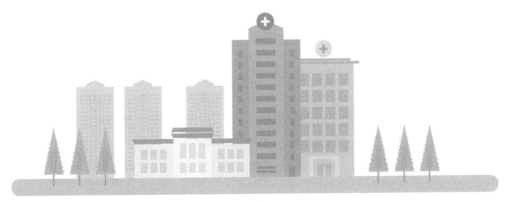

Unit 10-2　自費醫療品牌策略發展模式

為什麼需要品牌策略

自費醫療品牌發展經營，首重品牌策略的擬定、規劃到執行。不論是新品牌，還是既有的品牌，都需要隨著不同品牌生命週期，擬定因應市場競爭以滿足利益關係人需求的品牌策略。有好的品牌策略，才會有好的品牌未來。

品牌經營價值

自費醫療品牌經營的價值，在於為雙方（醫療院所、利益關鍵人）創造價值，成就雙贏的局面。品牌經營，亦是發展自費醫療、國際（醫療、醫療觀光、品牌連鎖）化、永續經營的必備要件之一。

擬定自費醫療品牌策略程序

品牌策略擬定，是基於醫療院所經營策略為前提。因此就品牌策略擬定，更須更強化的品牌策略擬定程序，有：

1. 品牌策略3C分析

須就「利益關係人（Client）、競爭者（Competitor）、醫療院所（Corporate）」三方在「品牌的需求、品牌認知、品牌特性及品牌價值」等面向進行分析。找出自費醫療品牌策略、品牌定位。

2. 品牌策略規劃

經3C分析後，品牌策略規劃擬定「品牌定位、品牌訴求、品牌議題、品牌行銷、品牌執行團隊、品牌資源、品牌執行預算」等。最好可以有二套品牌策略規劃案，以利高階主管進行決策。

3. 獲得高層支持

在好的品牌策略，如果沒有醫療院所高層的支持，那還是對自費醫療品牌經營沒有幫助。因此一定要進行內部的品牌溝通，爭取相關人員及高層主管的支持，才有利於後續品牌策略案的裁決。

什麼是好的品牌策略

好的品牌策略，一定要以利益關係人為中心，以滿足需求為導向的品牌策略思維；要了解主要競爭者在品牌經營的策略、品牌定位、品牌訴求、品牌特性；更要了解利益關係人對於主要競爭者的品牌評價及對我方自費醫療品牌評價，二者之間的差異為何。在擬定品牌策略前，一定要掌握此品牌情報分析，才能擬定出好的品牌策略，唯有知彼知己，才能百戰不殆。

品牌策略類型

可擬定的品牌策略類型，有「品牌發展策略、品牌滲透策略、品牌垂直整合策略、品牌水平延伸策略、品牌國際化策略、品牌聯盟策略、品牌差異化策略、品牌擴張策略、品牌授權策略、品牌再造策略」等十種可用於擬定品牌策略類型。

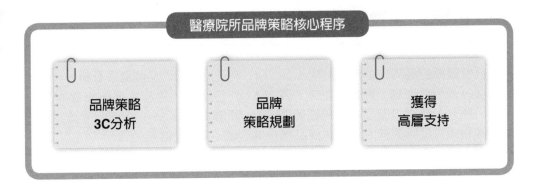

▍品牌策略3C分析

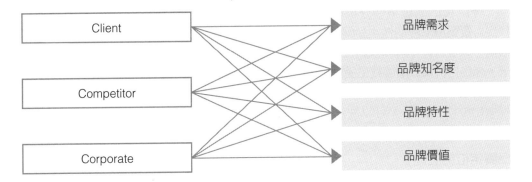

▍品牌策略規劃

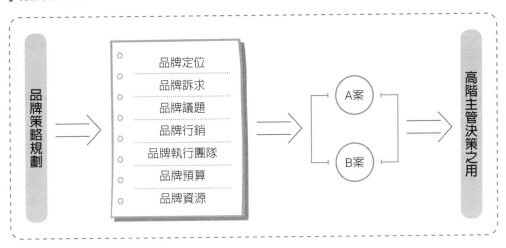

Unit 10-3 自費醫療品牌定位類型

　　自費醫療的品牌定位清晰鮮明，品牌發展經營可更聚焦，更容易成功。醫療院所經營，要從以醫療導向的經營思維，轉變成以品牌經營的思維，而品牌經營中，又以有明確品牌定位的品牌策略為重。品牌定位明確，品牌策略就容易擬定。

找出品牌定位

　　經由3C的品牌策略分析後，可從中找出自費醫療品牌個性、品牌訴求、品牌價值，以及掌握了解利益關係人的品牌需求，來為自費醫療品牌找出品牌定位。

　　有清晰的品牌定位，可與競爭者品牌做出鮮明的區隔，可以快速吸引利益關係人的關注與喜好。

品牌定位的面向

　　自費醫療品牌定位，是以利益關係人為中心，以滿足需求為導向的品牌服務為品牌定位思考。而且是要由利益關係人認可的品牌服務為品牌定位思考。因此可以從「醫療屬性、品牌個性、品牌利益、品牌承諾、品牌體驗」這五大面向找出品牌定位。

品牌定位程序

　　要找出獨特的自費醫療品牌定位程序，有

1. 選定目標市場：選定醫療院所要經營的目標市場。
2. 品牌策略3C分析：進行品牌策略3C分析，了解3C的品牌認知及想法。
3. 品牌的STP分析：進行品牌的STP（區隔、目標、定位）分析。

4. 利益關係人的品牌需求分析。
5. 利益關係人對於主要競爭者的品牌評價。
6. 擬定品牌定位。

五大品牌定位類型

　　隨著過度競爭，可以強化品牌定位來拉近與利益關係人之間的距離。因此醫療院所品牌發展經營，可用的品牌定位類型，有：

1. **類別定位**：以醫療服務類別做為品牌定位，如和信治癌中心醫院。
2. **權威定位**：以醫療院所醫療權益做為品牌定位，如臺大醫院的品牌定位。
3. **形象定位**：以醫療院所經營理念為品牌定位，如長庚醫院的品牌定位。
4. **使用定位**：以使用者為品牌定位，如慈濟醫院的品牌定位。
5. **專業定位**：在同一科別中，具有競爭優勢的品牌定位，如臺安醫院（婦產科）定位。

品牌定位錯誤的痛

　　品牌定位如果不明確不鮮明，很難吸引利益關係人的關注，容易流失。所以在品牌定位錯誤時，要如何改善或應變：

1. **品牌定位調整**：隨不同時期，當品牌定位失焦時，自費醫療品牌需依利益關係人的品牌需求，適度的調整品牌定位，如此才能因應新的品牌需求。

2. 重定位：因應新的經營訴求及品牌
   服務的不同，需重新擬定自費醫療
   品牌定位。重新經營自費醫療品牌

開始，重新吸引利益關係人的關注
及累積品牌價值（資產）。

品牌定位程序

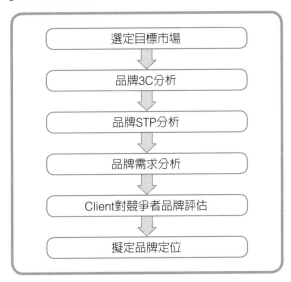

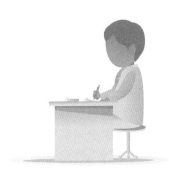

五大品牌定位類型

品牌定位錯誤的改善

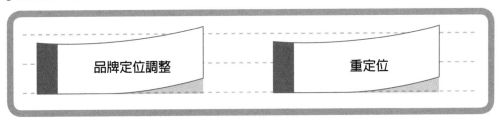

Unit 10-4 過度競爭下的自費醫療品牌策略

醫療院所的經營隨著醫療政策，社保（健保）總額限制、點值降低，以及同業惡性競爭、利益關係人對於醫療知識及認知提升與多樣性選擇下，自費醫療品牌經營更加激烈，要脫穎而出，獲得利益關係人的青睞，就有賴於獨特且優於主要競爭者的品牌策略。

因此，在過度競爭下的自費醫療品牌策略，五重類型：

1. 形成項目焦點

在過度競爭下的自費醫療品牌經營，更應集中所有資源專注在最受利益關係人青睞且品牌價值最高的自費醫項目療經營。以此形成項目焦點，形塑專注專業的品牌形象，引發利益關係人的關注，進而增加品牌認同感，增進就醫回診。

2. 增強醫療技術研發創新

除強化專注自費醫療項目經營的策略外，另一種經營策略，就是投資在醫療科技研發，或是提升醫療技術的創新。藉以提升醫療科技（技術）的品牌新亮點，創造品牌新議題（話題），吸引並增加利益關係人（潛在患者）的就醫療回診機會。

3. 提升品牌服務價值

醫療院所除了自費醫療項目外，在過度競爭下，要在強化提升品牌服務價值，才能增進利益關係人的就醫回診量。在品牌服務價值提升，一定要先了解利益關係人的需求變化，並予以滿足多元的需求；提升品牌服務細節的品

質，藉以獲得利益關係人的認同及讚賞。

4. 發展副品牌、高階品牌

過度競爭下，要跳脫原來框架思考，除了原本品牌外，可以為拓展新的市場，可以發展副品牌或是高階品牌，可成為新的品牌利基，開拓之前未開拓的市場，增加新的利益關係人（新患者）的就醫量。

5. 強化品牌行銷

在過度競爭下，最需要的是強化品牌行銷及強化品牌溝通，了解利益關係人的需求，經由不同的品牌行銷（品牌議題，品牌口碑、品牌公關、品牌新聞報導等）跟利益關係人進行深度的品牌溝通，藉以拉近與利益關係人的距離，增進利益關係人的品牌認同感及品牌知名度。以此來提升利益關係人的就醫回診量（率）。

上述這五種品牌策略，只是在過度競爭下的品牌策略選項之一。

自費醫療品牌經營，要在過度競爭中，脫穎而出，一定要用對品牌策略。然而什麼是好的品牌策略？只有能有效滿足利益關係人需求，就是好的品牌策略。

因此，在擬定過度競爭下的自費醫療品牌策略時，一定要先了解利益關係人要的是什麼？需求是什麼？主要競爭者的品牌策略是什麼？而自費醫療品牌資源是什麼？在經由這些分析後，從中找出可滿足利益關人需求，而競爭者又進不來（因具有品牌競爭優勢距離）的品牌策略，才是最佳品牌策略。

過度競爭下的醫療院所品牌策略五種類型

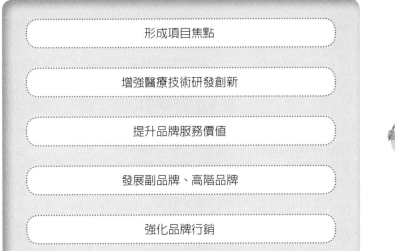

形成項目焦點

增強醫療技術研發創新

提升品牌服務價值

發展副品牌、高階品牌

強化品牌行銷

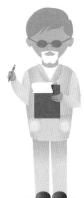

過度競爭下的醫療院所品牌策略要分析

01 利益關係人要的是什麼？需求是什麼？

02 主要競爭者的品牌策略是什麼？

03 自費醫療的品牌資源是什麼？

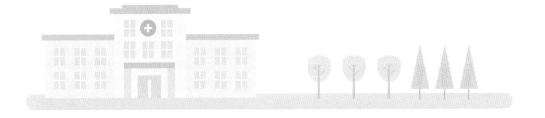

Unit 10-5 自費醫療品牌也會老化

隨著時代變遷，利益關係人的品牌需求改變，當品牌已無法滿足利益關係人的品牌需求時，品牌已走入品牌老化狀況。而品牌老化的十大原因，有：

1. 品牌價值遞減

品牌是需要經營的，沒去經營品牌價值只會遞減，直到被利益關係人所遺忘，這也是第一種品牌老化的狀況。

2. 品牌服務沒有創新

一直用舊思考在經營，連品牌服務亦是如此，當品牌服務沒有創新作法，對利益關係人而言，會是了無心意，也會感到無感，若是如此品牌正已是老化狀況。

3. 品牌形象跟不上時代

品牌形象，若是沒有隨著時代給予新的元素或話題，對利益關係人而言，品牌將停留在上一個時代，將會減少與利益關係人互動機會，如此，亦是一種品牌老化的狀態。

4. 新品牌服務得不到利益關係人的認可

一種是品牌服務一成不變，另一種是創新的品牌服務得不到利益關係人得認同與接受，將產生負面評價，若不知改善，亦會促使品牌走向老化之路。

5. 患者群老化，吸引不了年輕患者群

當患者群老化時，會給予利益關係人的觀感，是一家只提供老人的自費醫療品牌的醫療院所，若是有如此印象，又吸引不予年輕患者群時，可知品牌也已走入老化。

6. 品牌價值與利益關係人的需求有脫節現象

品牌價值是為利益關係人而創造出來的，當不了解利益關係人需求及用什麼方式提供品牌服務（價值），造成與利益關係人的需求有脫節現象，這也是一種品牌老化的狀態。

7. 競爭者品牌的取代

不進則退，品牌經營更是如此，不比競爭者努力用心經營品牌，就容易被競爭者取代，當被競爭者取代，品牌必將走向老化。

8. 品牌傳播失焦，無法引起關注

品牌傳播失焦，吸不起利益關係人關注，可知品牌議題非利益關係人所愛，也引不起關注，只會離利益關係人越來越遠，這也是品牌老化的現像。

9. 在利益關係人心見中的品牌形象或品牌印象被淡忘

對於品牌形象沒有新的詮釋，利益關係人對於品牌的形象亦會舊有的印象（品牌形象1.0），若沒有用心詮釋品牌形象，喚醒利益關係人對品牌有新一層的認識及新的印象（品牌形象2.0）。亦是品牌老化的狀態。

10. 就醫回診下滑

品牌是不是老化？最直接的反應在自費醫療的就醫回診量（率）的下滑。

以上，都是形成品牌老化的重要原因，因此須要定期關注自費醫療品牌是否已老化。

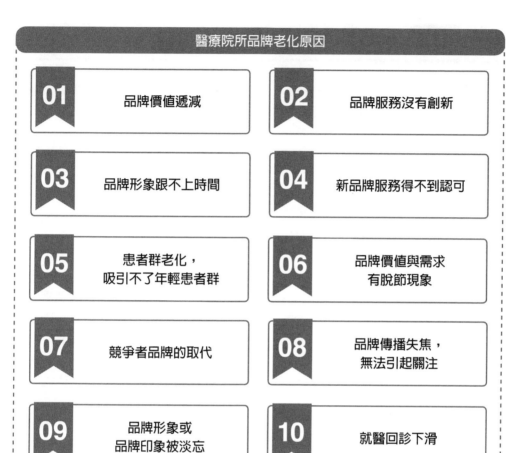

醫療院所品牌老化原因

01 品牌價值遞減	02 品牌服務沒有創新
03 品牌形象跟不上時間	04 新品牌服務得不到認可
05 患者群老化，吸引不了年輕患者群	06 品牌價值與需求有脫節現象
07 競爭者品牌的取代	08 品牌傳播失焦，無法引起關注
09 品牌形象或品牌印象被淡忘	10 就醫回診下滑

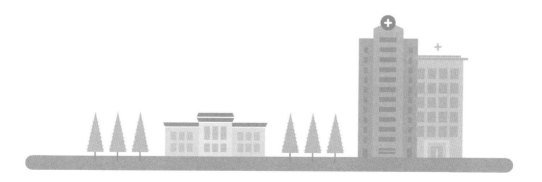

Unit 10-6 自費醫療品牌再造

品牌再造（Brand Reengineering），意指在既有品牌的基礎上，從品牌策略的高度對品牌進行重新的市場調查研究、重新評估和重新定位，經由品牌創新，讓品牌能具有持久性的競爭力的過程。

品牌是有一系列的文字、圖案、符號等所組成的，隨著時代的發展和進步，品牌也必須跟上時代。

醫療院所品牌再造的意義

品牌再造最主要，是要提高利益關係人對於品牌的滿意度，以及提升品牌的忠誠度，都是自費醫療品牌所追求的目標，而要達到這個目標，最有效的方法就是不斷提高品牌，在利益關係人心目中的認同度與歸屬感。

有很多醫療院所只注重品牌初期的形塑和建立，而沒有關注在後期的品牌再造，容形成了用心創立的品牌，總是停留在較低階的品牌層次上，沒有辦法提升以至於最終喪失品牌。

品牌再造是要根據自費醫療品牌自身的情況，加以量身定做調整。品牌再造還可以藉助於患者經驗管理（CEM）系統來對品牌進行評估，從而達到品牌再造來提高自費醫療品牌核心競爭力及品牌價值的目的。

自費醫療品牌再造策略

自費醫療品牌須隨著時代變遷，品牌需求改變、利益關係人的認知及歸屬度，而適時的調整品牌定位，進行品牌再造工程，重新燃起利益關係人對品牌的熱情與關注。因此，品牌再造策略，有：

1. 提升品牌品質

針對品牌服務的品質再提升，重塑品牌形象，吸引利益關係人的關注。

2. 強化品牌溝通

應用品牌行銷工具（品牌公關、品牌官網、面對面品牌座談會）與利益關係人進行品牌溝通，吸取利益關係人的品牌經驗，轉化成品牌新活力的來源，進行品牌再造，使品牌有新的感動力，讓利益關係人感受品牌新誠意，因感動而重燃利益關係人的品牌認同感。

3. 精進醫療科技

在醫療科技及技術上的精進，可在創造新的品牌議題、創造品牌新聞報導，拉近利益關係人的距離，引起關注而增進品牌新認同感。

4. 品牌識別盤點

進行全面性的品牌識別系統（BIS）的盤點，就品牌標誌（LOGO）、品牌標語（SLOGAN）等，進行盤點，可重新設計出以利益關係人為中心，以滿足需求為導向的的品牌識別系統，讓利益關係人體驗到品牌新識別系統的感受力。

5. 品牌行銷公關

以品牌行銷公關方式，讓利益關係人重新認識醫療院所品牌的價值、定位、訴求、識別等，增進新認同感，提升就醫回診量。

上述五種品牌再造策略，可運用在不同品牌生命週期的品牌再造之中。

品牌再造

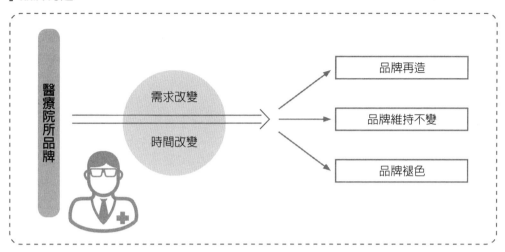

醫療院所品牌再造策略

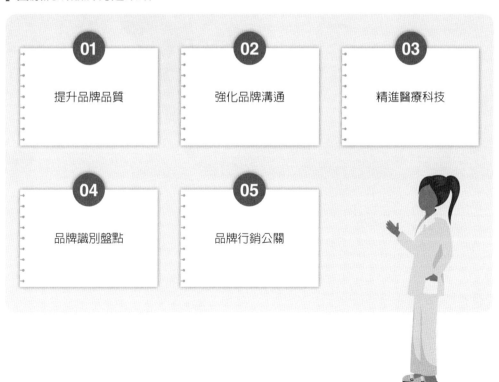

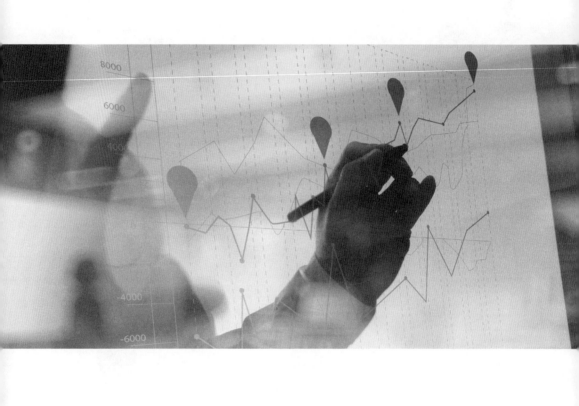

醫療院所品牌
行銷策略

11

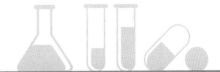

Unit 11-1 自費醫療品牌議題行銷

自費醫療品牌議題行銷的意義

自費醫療品牌議題行銷，是將社會大眾所關注的話題或是議題，經由品牌團隊的創意企劃成「品牌議題」行銷之。讓「品牌議題」成為利益關係人爭相討論的話題，轉而成為利益關鍵人關注品牌的動力；高明的品牌議題行銷，就是如何將利益關係人所關注議題，轉化成為自費醫療品牌議題行銷的焦點。

自費醫療議題行銷的優勢

自費醫療品牌議題行銷（Brand Cause Marketing, BCM）的優勢，在於：

1. 可以快速增加與利益關係人之間的互動及參與。
2. 增進與利益關係人間的情感對話
3. 因品牌議題性可增加自費醫療品牌露出、品牌知名度、媒體曝光率、新聞報導等。
4. 提升正面的自費醫療品牌形象及評價
5. 好的品牌議題行銷活動，由於可以找到贊助者贊助，因此是一種相當節省成本的品牌行銷。

自費醫療品牌議題行銷原則

要把品牌議題行銷要做得好，就要落實以下六原則：

1. 掌握資源且善用資源

要啓動品牌議題行銷活動，先要掌握社會所關注的議題脈動，且品牌議題要具有社會公益價值，醫療院所要投入哪些資源及扮演什麼角色，品牌議題行銷對自費醫療品牌價值提升及對社會醫療公益會有貢獻等，都需要進行事前的評估。

2. 要有品牌議題行銷配套措施

議題是來自於社會的公眾（公益）議題，在規劃品牌議題行銷時，除了要掌握內外部資源，也要善用資源，更要有擬定出完善的配套措施，及執行方案。要取信於眾，就要委請公正第三方參與品牌議題行銷活動，如此才能更具可信度，也能提升自費醫療品牌認同及品牌知名度。

3. 品牌議題行銷活動需命名

任何的品牌議題行銷，都要為品牌議題行銷活動，取一個極具使命意涵的名稱，當品牌議題行銷活動名稱夠響亮時，更可吸引眾人的關注，才行增加參加人數讓品牌議題行銷更熱絡。當品牌議題行銷活動具有高知名度時，也會帶動自費醫療品牌知名度。當然好的命名一定是符合大眾期待，而非孤芳自賞。

4. 增進與利益關係人情感連結

品牌議題行銷活的內涵，在於增進與利益關係人的情感連結。因此在公益議題下，如何設計出與利益關係人間情感連結的子議題。如此子議題，才能引發與利益關係人間的情感連結及互動，子議題的設計要精簡、要親合、要關懷等才能產生情感上的共鳴。

5. 鼓勵參與及品牌溝通

自費醫療品牌議題行銷要成功，除了上述四點外，更重要的是一定要鼓勵內外部利益關係人的參與，更要增長議題性的對話及溝通。唯有參與及溝通，才能深化醫療院所品牌在利益關係人的認同與歸屬感。參與及溝通不在時間的長短，而是在受尊重且互惠的情境下參與及溝通。

自費醫療議題行銷的優勢

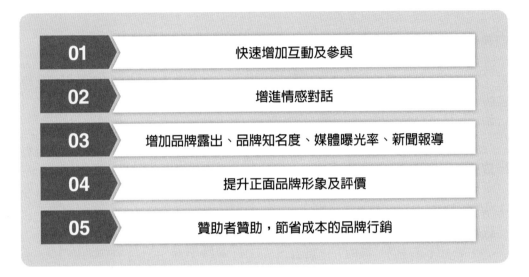

01　快速增加互動及參與

02　增進情感對話

03　增加品牌露出、品牌知名度、媒體曝光率、新聞報導

04　提升正面品牌形象及評價

05　贊助者贊助，節省成本的品牌行銷

自費醫療品牌議題行銷原則

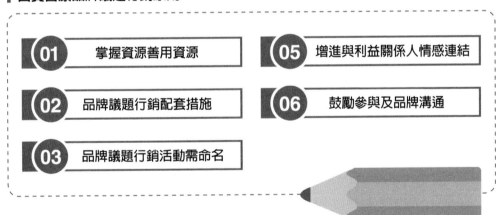

01　掌握資源善用資源

02　品牌議題行銷配套措施

03　品牌議題行銷活動需命名

05　增進與利益關係人情感連結

06　鼓勵參與及品牌溝通

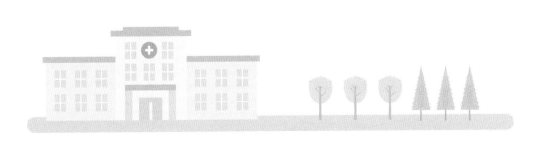

Unit 11-2 自費醫療品牌口碑行銷

口碑行銷意涵

自費醫療品牌口碑行銷，是一種利用「影響力」，改變他人的品牌傾向及就醫行為。最常見的自費醫療品牌口碑行銷，就是「口耳相傳」的品牌口碑行銷。

自費醫療口碑行銷特性

自費醫療品牌口碑行銷具有三大（三力）特性：

1. 議題評價力

在某一特定時間（期間），針對自費醫療的某一特定議題，利益關係人對此特定議題的正面評價（論）及正面的口而相傳。

2. 經驗傳播力

自費醫療品牌牌服務是具有相互的傳染性，利益關係人彼此之間，都會彼此傳播品牌服務經驗。

3. 人脈網絡力

不論是面對面，或是網路的品牌口碑行銷，都需要有足夠的人脈網絡力，才足達到品牌口碑的效益。

在進行品牌口碑行銷時，一定要掌握及應用三大口碑行銷特性，才能提升自費醫療品牌口碑行銷的成效。

強化自費醫療口碑行銷

由於品牌口碑行銷是一種口耳相傳的傳播效應，因此要善用這種實質效益的品牌口碑行銷。

1. 說服力

口碑要有效，一定要有「品牌說服力」，而且是借用利益關係人，來為醫療院所做推薦。

2. 市場競爭

如果在品牌服務面沒市場競爭力，就不會有口碑性，因此在進行品牌口碑行銷前，一定找出自費醫療在市場中是具有「市場競爭力」，才具有口碑力。

3. 品牌價值

品牌價值是口碑行銷前的要件之一，具有高品牌價值的自費醫療，才好形塑出口碑議題，對品牌口碑行銷才有效益。

4. 累積體驗

口碑行銷在傳播中，多數是在分享利益關係人的品牌服務體驗經營，因此要提供給利益關係人好的體驗經營，才好口碑。

5. 預算受限

品牌口碑行銷是一種不需要大預算的品牌行銷之一，在預算受限下，唯有好好規劃與執行品牌口碑行銷，才能發散醫療院所品牌效應。

自費醫療議題行銷的優勢

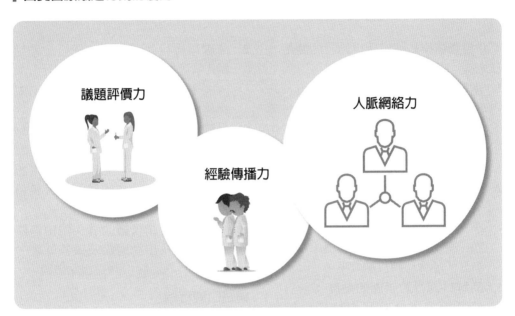

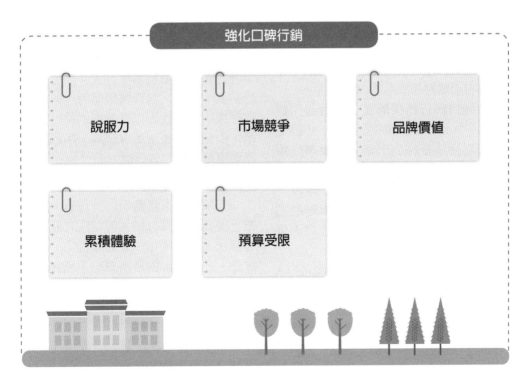

Unit 11-3 自費醫療口碑行銷關鍵

自費醫療品牌口碑行銷時的關鍵，在：

1. **創造品牌口碑議題**：沒有議題，就不會有新聞性，當沒有新聞性的議題，就不會有人會給予傳播，因此如何創造具新聞性議題，是品牌口碑利銷時的第一關鍵。

2. **營造品牌口碑時機**：對的時機點才會有好的品牌口碑利銷效果，因此隨時掌握社經脈動找到好的自費醫療議題，營造（選定）最佳時機下，才會有好的品牌口碑行銷效果。

3. **品牌口碑行銷氛圍的熱度**：要有好的氛圍，才會有好的口碑行銷效果，氛圍是一種感覺，因此如何營造掌握氛圍，需多訓練。

4. **品牌口碑行銷談論者**：由誰來引領品牌口碑議題是很重要的點，人對了才會有引爆點帶來品牌口碑效益。

5. **品牌口碑行銷接觸面（面對面、網路）**：傳播媒介選擇很重要，不論是面對面或是經由網路，都應事先規劃，才會有其品牌口碑行銷的力道。

6. **品牌口碑行銷路徑**：可分為線上（虛擬）或線下（實體）都是品牌口碑行銷可用的路徑，需依口碑議題來選定最佳路徑。

7. **品牌口碑行銷參與度**：參與度可分A自費醫療院所的參與或是B外部利益關係人的參與，品牌企劃部門需要因應品牌口碑議題，掌控好A、B之間的參與度，以達最佳效益。

8. **品牌口碑行銷深入度**：任何品牌行銷，都要打在亮點上，因為投入深入多少，都需以口碑議題而定，太淺焦感，太深費事。

9. **品牌口碑行銷追蹤與評量**：口碑行銷成效需要追蹤與評量，不可隨意而為，做好追蹤才能掌控口碑議題亮度，做好評量才能了解口碑議題帶的就醫回診效益。

10. **品牌口碑行銷後續改善**：經由追蹤與評量需找出問題點及改善計畫，以行下一次品牌口碑行銷之借鏡。

網路口碑行銷

由於網路的興起，自費醫療品牌也愈來愈多應用網路（官網、臉書、部落格）來跟利益關係人互動，除了人與人之間的品牌口碑行銷外，自費醫療品牌口碑行銷的另一種傳播方式「網路口碑行銷」，因此，自費醫療品牌可善用網路帶來的便利性，以及善用網路口碑行銷；由於都會留下所有紀錄，所以要更謹慎應用網路口碑行銷。

品牌口碑行銷忌諱

不論是線下實體的口碑行銷，或是線上虛擬的口碑行銷，都要注意最大的忌諱「太過商業化、太過廣告化、太不實在」。另外，就是不要忘了也會成為負面口碑行銷。

「好事無人知，壞事傳千里」。因此更要用心經營「好事」的口碑行銷，好的品牌口碑行銷，是自費醫療品牌最重要的品牌行銷之一。

▌口碑行銷關鍵

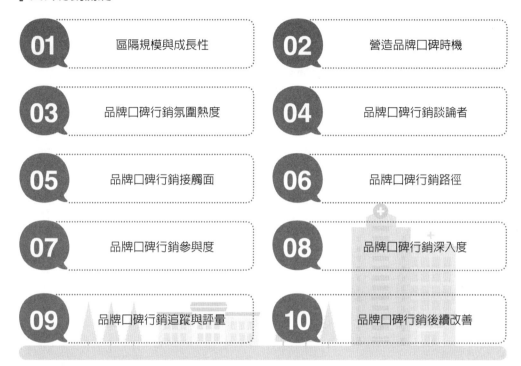

01 區隔規模與成長性	**02** 營造品牌口碑時機
03 品牌口碑行銷氛圍熱度	**04** 品牌口碑行銷談論者
05 品牌口碑行銷接觸面	**06** 品牌口碑行銷路徑
07 品牌口碑行銷參與度	**08** 品牌口碑行銷深入度
09 品牌口碑行銷追蹤與評量	**10** 品牌口碑行銷後續改善

▌品牌口碑行銷忌諱

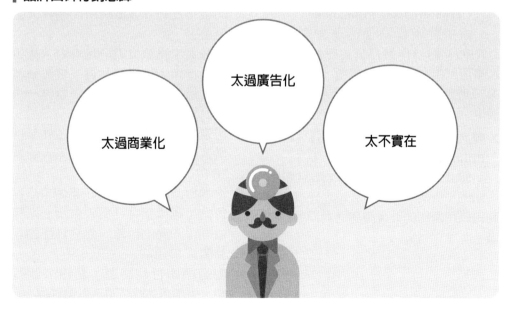

Unit 11-4 自費醫療品牌公益行銷

品牌公益行銷意涵

「公益行銷（Cause-Related Marketing, CRM）」又可稱爲「善因行銷（Cause-Related Marketing）」。即是醫療院所與其他非營利組織（NPO）合作，將公益活動視爲一種理念，運用在自費醫療品牌行銷策略中，這是一種兼顧品牌行銷與提升自費醫療品牌形象的雙重目標，稱爲「公益行銷」（Cause-Related Marketing, CRM），例如，醫療院所直接參與飢餓三十的公益活動，就是一個活生生的例子。

自費醫療品牌公益行銷類型

自費醫療品牌可以操作的公益行銷類型，依不同的合作形式，可以分爲四類公益行銷：

1. 醫療院所主導公益議題推廣（Corporate Issue Promotion）

醫療院所與其他的非營利組織（NPO）的合作進行公益行銷，可協助醫療院所在主導公益議題（理念）宣傳，增進醫療院所的品牌形象與認同感。

2. 聯合公益議題推廣（Joint Issue Promotion）

醫療院所與其他的非營利組織（NPO）對某一項社會公益理念或非營利組織所關切的社會議題之共同聯合推廣。

3. 公益募款活動（Cause-Related Fund-Raising）

醫療院微爲了幫助特定非營利組織的公益理念（議題），而進一步藉由公益行銷，邀請利益關係人一同爲此公益議題（活動）捐獻金錢給此特定非營利組織。

4. 授權（Licensing）

醫療院所獲得非營利組織的商標或名字的授權，並以此達成公益推廣的目標，而非營利組織則可獲得一定金錢的贊助。

自費醫療品牌公益行銷好處

自費醫療品牌投注在品牌公益行銷，可爲自費醫療品牌帶來的好處，有：

1. 提升品牌公益形象：可以正面快速的累積及提升醫療院所的品牌公益形象。
2. 提升員工爲公益盡一份心力：經由公益行銷，可以帶動員工參與公益行銷活動，提升員工爲公益盡一份心力。
3. 增進利益關係人的參與：在外部可增進政府及社區的利益關係人的參與。
4. 增進與政府、社區良好關係：公益行銷可以直接拉近與政府及社區利益關係人間的距離，建立良好的互動關係。
5. 創造品牌行銷話題：藉由公益行銷，可創造品牌話題，引領討論。

自費醫療品牌公益行銷類型

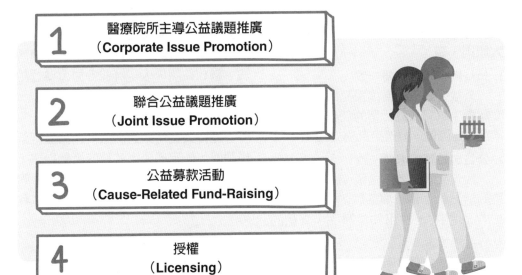

1 醫療院所主導公益議題推廣
（Corporate Issue Promotion）

2 聯合公益議題推廣
（Joint Issue Promotion）

3 公益募款活動
（Cause-Related Fund-Raising）

4 授權
（Licensing）

自費醫療品牌公益行銷好處

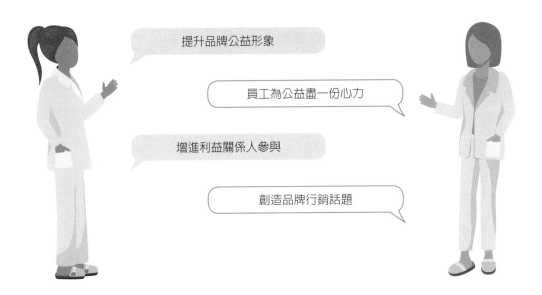

提升品牌公益形象

員工為公益盡一份心力

增進利益關係人參與

創造品牌行銷話題

Unit 11-5 自費醫療品牌公益行銷六大原則

自費醫療「品牌公益行銷」具有的六大原則,有:

1. 公益與品牌定位要一致

公益行銷策略必須與品牌定位有深度關聯,確認公益行銷的任務、溝通訴求與公益團體,要符合品牌定位。

2. 公益與品牌訴求要一致

找到品牌的訴求主張,確保公益行銷的活動和主張,與品牌的屬性(Voice & Tone)相符,並用利益關係人喜歡的方式分享呈現。

3. 公益亦是公開透明操作

公益術銷需要公開透明的運作,若有贊助活動更需要公開透明,且有第三透人士(如律師、會計師)參與,讓利益關係人了解整個公益行銷的運作過程。

4. 公益行銷需有實質幫助

要有關聯、有意義,能讓利益關係人共同參與其中,並確保公益活動中,會持續反應並處理(對受施者、公益團體)的相關事物上,如公益義診或是醫材贊助……等。

5. 公益與品牌溝通要一致

要與利益關係人進行有效的品牌溝通,讓利益關係人了解並參與公益行銷的意旨。

6. 公益行銷也要評量

進行公益行銷的衡量,在公益行銷規劃前,先定義成出各種的衡量指標,藉以了解執行成效及可做為未來改善的依據,以及做為在職教育訓練的教材教案。

積極投入自費醫療品牌公益行銷

社會中值得關注的公眾公益議題很多,值得醫療院所積極的在自費醫療專業領域,或相關領域與特定非營利組織合作,投入公益行銷。

藉以提升自費醫療品牌的公益形象及品牌價值。

醫療院所品牌公益行銷的六大原則

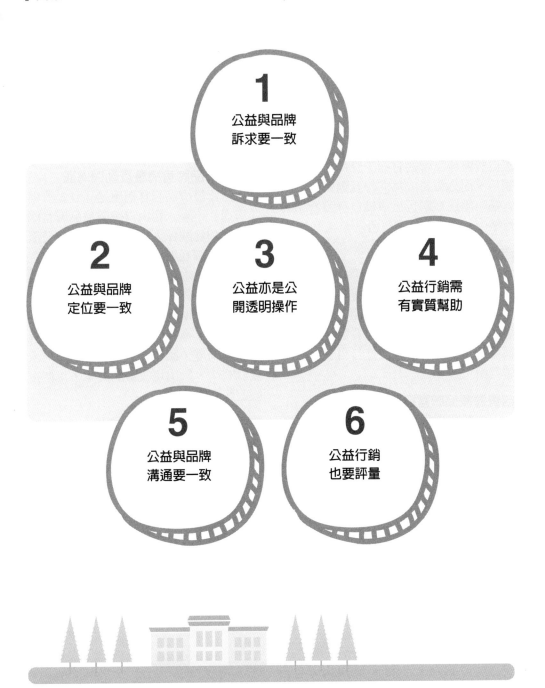

Unit 11-6 自費醫療品牌官網與網路行銷

自費醫療品牌官網

網路的興起,官方網站已成了接觸利益關係人及互動最快且最直接的方式之一。

網站最大的特性在於可即時、沒時間限制、具有豐富的內容、互動性。當然自費醫療品牌的官網不應停留在形象網站,而是需要成為即時互動帶溫度的官網。因此官網也已成為自費醫療品牌行銷中,扮演重要的角色。

自費醫療品牌官網識別

主要是要將既有品牌視覺識別(BVI)的品牌視覺(品牌名稱、品牌標誌、品牌標語、品牌歌曲、品牌故事等)識別元素,應用在自費醫療品牌官網中,再藉由網路特性進行自費醫療品牌行銷。

自費醫療品牌官網設計原則

自費醫療品牌官網的設計原則,最重要的只有一個,那就是「互動性」。官網具有便利性,但更重要的是互動性。有最好的互動性界面,才會引起利益關係人願意停留在官網上瀏覽。

自費醫療品牌官網首重內容

費醫療品牌官網首重就是「內容(Content)」,沒有內容的官網是引不起人關注與瀏覽,很快就會離開這個官網,因此在建置官網時,一定要從「內容」建置開始。

自費醫療品牌官網重互動與溝通

自費醫療品牌官網應是「互動」與「溝通」平臺,藉由自費醫療品牌官網跟不同利益關係人之間的互動參與及溝通。有二個互動溝通重點,就是要「說之於理,動之以情」。要有理性訴求的互動溝通,也要有感性訴求的互動溝通。要不定期的經由醫療院所官網,與利益關係人進行滿意度調查,藉以了解品牌認同度,品牌知名度的評價為何,從調查中,找出可改善的方案,以便後續改版官網之用。

自費醫療品牌網路行銷特性

自費醫療品牌網路行銷,不僅在官網,而是還有其他的網路工具,如臉書、部落格、關鍵字、搜尋引擎最佳化(Search Engine Optimization, SEO)、YouTube等,都可做為自費醫療品牌行銷之用。品牌網路行銷的特性就是「低成本、時空無限」,都是自費醫療品牌網路行銷的最佳優勢。

醫療院所品牌官網識別元素

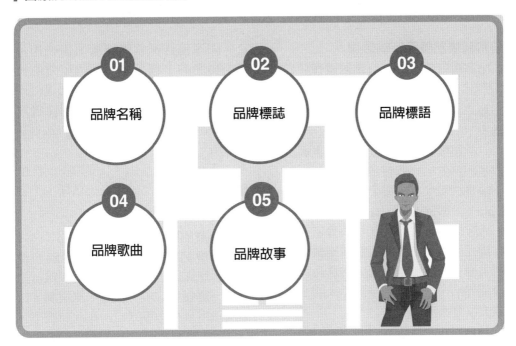

自費醫療品牌網路行銷工具

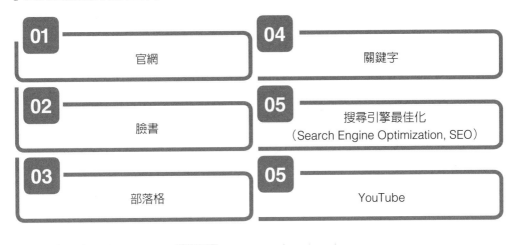

Unit 11-7 自費醫療品牌網路行銷關鍵

自費醫療品牌網行銷關鍵

自費醫療品牌網行銷關鍵在「二要二不」：

1. 要以經營品牌價值「內容Content」為主

網路興起，可以說是「成也網路，敗也網路」。自費醫療品牌網路行銷，不論是任何一種網路平臺（官網、FB、Line@、WeChat、IG等）都要以經營「內容Content」為主，提供豐富有自費醫療品牌價值的醫療資訊做衛教，提升利益關係人的健康素養，增進品牌互動溝通界面，增進與利益關係人的互動溝通的品質。

2. 要嚴守法律規範

另外，要善用網路的優點及特性，自費醫療品牌網行銷時的關鍵，在落實嚴守《醫療機構網際網路資訊管理辦法》的規範，要務實守法做品牌網路行銷。

3. 不宜太商業化行銷

由於網路的便利性，容易讓行益關係人看到，因此容易使用「買A療程送B療程、一部位999、買十送一……」等商業化用話，而未著墨在自費醫療訴求上。當過度商業化用語時，只會成為被比價的平臺，因此應聚焦在自費醫療品牌價值上的「內容Content」。

4. 不要假新聞假消息

為了業績什麼都可以，當有這種念頭時，就會出現太多的假新聞、假消息。如應用修圖軟體把術前術後相片修的美美的，或是誇大其詞療效的假新聞或假消息，都將觸犯醫療法第61條（不正當招攬病人及不正當利益獲取之禁止）、第86條（醫療廣告方式之禁止）。

若沒有掌握上述「二要二不」，很容易會讓人產生反感，失去信任，不容易親近，如此只會有反效果。

自費醫療品牌網行銷效益

醫療院所是受高度政策管制的產業，因此在進行自費醫療品牌網路行銷時，一定要遵守所有相關法律規劃，以不觸法為最高指導原則。在此前提下，自費醫療品牌網路行銷的效益，有：

1. 即時性的互動溝通

可與利益關係人進行即時性的互動與溝通。

2. 可達即時資訊傳播

可即時更新所有相關資訊，可達到即時性的資訊傳播，讓利益關係人在第一時間，接收到最即時最正確的資訊。

3. 具有即時品牌服務

可在第一時間提供自費醫療品牌服務，如掛號預約（診）服務等。

4. 提升品牌的黏著度

自費醫療品牌網路行銷可以拉近與利益關係人之間的距離外，更可拉近自費醫療品牌黏著度，創造品牌依存度，增進品牌認同感。

自費醫療品牌網行銷關鍵在「二要二不」

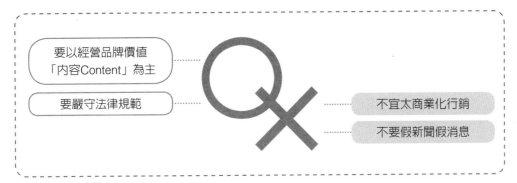

要以經營品牌價值「內容Content」為主

要嚴守法律規範

不宜太商業化行銷

不要假新聞假消息

自費醫療品牌網行銷效果

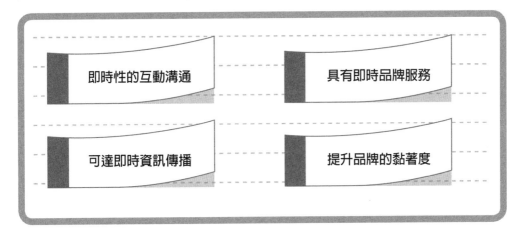

即時性的互動溝通

具有即時品牌服務

可達即時資訊傳播

提升品牌的黏著度

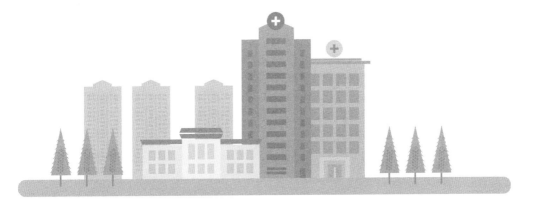

Unit 11-8 自費醫療品牌廣告

自費醫療品牌廣告（Brand Advertising）

廣告是一種付費的宣傳方式，以多元的管道，以品牌策略為主體、品牌創意為中心，向利益關係人進行有關「自費醫療品牌名稱、品牌標誌、品牌定位」等，做為主要內容的宣傳及品牌溝通，期望藉此達到品牌溝通目的，旨在使利益關係人心目中牢固地樹立品牌形象，提升品牌認同感及品牌知名度。

自費醫療品牌廣告定位

品牌廣告定位就是把品牌定位在利益關係人（既有患者、新患者、潛在患者）心中，用廣告為品牌在利益關係人的心中找出一個位置。可鮮明地與主要競爭者的品牌區隔，促使利益關係人對自費醫療品牌留下深刻的正面印象及評價。

自費醫療品牌廣告媒體類型

自費醫療可用的品牌廣告類型很多，其中主要有：

1. 電視廣告

電視廣告可以很生動地將品牌與利益關係人的利益描繪達到一致性地步，還可以促使利益關係人改變就醫習慣與增加對自費醫療品牌印象及品牌個性等。要讓電視廣告具有影響力，必須透過創意，來傳達品牌訊息及品牌定位目的，可增進利益關係人的注意力及就醫決策。

2. 廣播廣告

要製作一個具影響力的廣播廣告，要掌握廣播廣告的四大重點：A.可儘早辨認品牌的特色及價值；B.要經常性加以辨認；C.儘早承諾給利益關係人的利益；D.要經常重複。

3. 平面廣告

平面廣告有報紙、雜誌、夾報等，在製作平面廣告時必須要注意以下事項：A.該廣告是否能夠具有讓利益關係人眼睛為之一亮的效果；B.利益關係人是否能在最短的時間內了解到該廣告的訴求；C.該品牌服務利益是否有表現在主標題上；D.該廣告是否容易閱讀；E.該品牌是否能夠輕易辨認。

4. 定點廣告

定點廣告又可稱為戶外廣告，由於電視廣告及報紙廣告的效益有限性，為了能夠彌補效益變弱，增進和利益關係人接觸面。與利益關係人生活習性相關的地點，如，運動、工作辦公及休閒場所，都成為可考慮實施定點廣告，增進品牌露出及品牌溝通的機會。

自費醫療品牌形象廣告

應用感性訴求讓利益關係人，進入感性情境，使得利益關係人對於自費醫療品牌留下深刻印象。

自費醫療品牌廣告

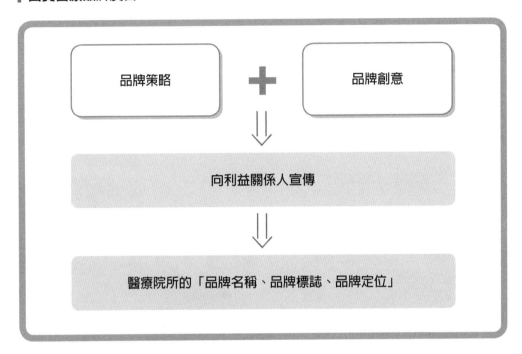

自費醫療品牌廣告媒體類型

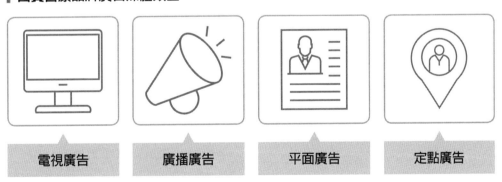

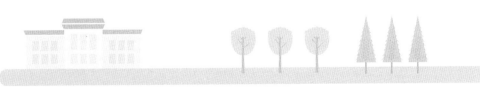

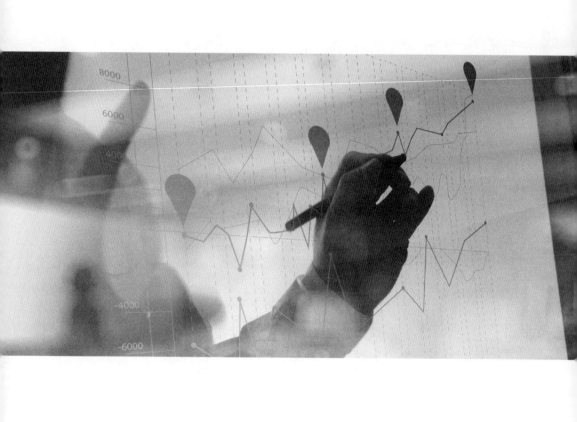

醫療院所品牌
行銷規劃

12

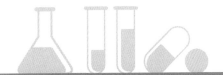

Unit 12-1 自費醫療品牌行銷「STP」策略

醫療院所最主要的工作，是在於為所有利益關係人創造「價值」，而如何彰顯醫療院所為所有利益關係人創造「價值」，則需有賴於自費醫療品牌行銷的策略擬定、規劃、執行，其中又以自費醫療品牌行銷「STP策略」更為主要。

自費醫療品牌行銷的 STP 策略

如何應用自費醫療品牌行銷的STP策略擬定規劃，針對社會大眾、閱聽者（潛在患者）、既有患者，建立良好友善關係，進而彰顯出自費醫療品牌為利益關係人創造價值。

品牌行銷STP策略，指的是經由「明確市場區隔（Segmentation）→選定目標市場（Targeting）→找出鮮明的定位（Positioning）」的過程，集中所有的自費醫療品牌行銷資源，聚焦在會到醫療院所就醫的新患者（NP）、既有患者（OP）及相關的利益關係人，讓他們了解認識醫療院所的價值。自費醫療品牌行銷「STP策略」有：

1. S（Segmentation明確市場區隔）

經由醫療院所內部的患者經驗管理（CEM）系統，進行患者大數據分析患者就醫（社保醫療、自費醫療）類型與就醫（醫療需求、回診）習性，並推估未來自費醫療供給及需求趨勢與變化，有助於在自費醫療市場，進行明確的市場區隔。有了明確的市場區隔，相形之下，對於患者而言，可更清楚了解醫療院所所提供的自費醫療及服務，更便於患者的選擇。

2. T（Targeting選定目標市場）

經明確的市場區隔後，醫療院所在有限的資源下，依自自費醫療服務模式及患者屬性，可選定目標市場，為此醫療院所才能為患者創造更有效益的價值。選定目標市場的用意在於醫療院所可善用資源，將資源投注在滿足目標市場的自費醫療及服務需求。選定目標市場有三種策略，分別是：「差異化策略、無差異性策略、集中化策略」。

3. P（Positioning找出鮮明定位）

「鮮明定位」是在於滿足患者的自費醫療需求及心理預期而做的一種定位。此種鮮明定位，有別於其他競爭者，而更具競爭優勢，因此在進行「鮮明定位」時，可從「經營理念、醫療技術、醫生團隊、服務特色、全程關懷」等找出更鮮明的定位，不僅可與主要競爭者有所區隔及差異，更顯競爭優勢；此外有鮮明的定位，更可獲得患者青睞，進而就醫回診。

品牌行銷的 STP 策略關鍵

醫療院所經營是在「相對性、動態性」的環境中，因此自費醫療品牌行銷STP策略的擬定、規劃、執行也須不定期的檢視，唯有多關注外部的醫療政策、經濟所得、社會文化、醫療科技及醫療供需等變化，及善用內部患者經驗管理系統的分析與推估，才能更精準地擬定出滿足需求創造價值的STP策略。

有效區隔五要件

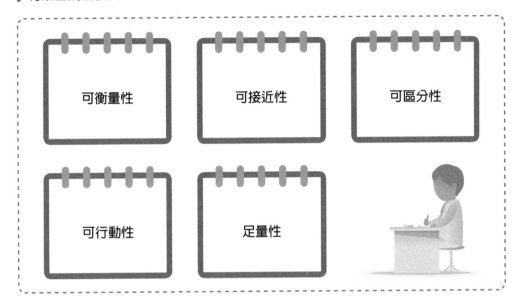

可衡量性	可接近性	可區分性
可行動性	足量性	

評估市場區隔的三要素

1. 區隔規模與成表性
2. 區隔結構性的吸引力
3. 院所的目標與資源

選定目標市場策略

無差異	大量行銷

差異化	區隔行銷

集中化	利基行銷

個別化	對一行銷

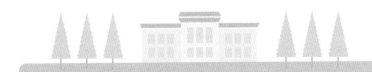

Unit 12-2 自費醫療品牌行銷 11Ps Ⅰ

因醫療院所受限於很多的政府政策管制及規範的獨特性，不像其他產業在品牌經營或在品牌行銷上，富有彈性及可操作性；因此要有好的自費醫療品牌行銷，就必須重新定位及遵循品牌行銷的「11Ps＋6Cs＋1S」的策略思維與組合，才能擬定最佳且有亮點的品牌行銷方案。

自費醫療品牌行銷 11Ps

自費醫療品牌行銷組合的11Ps，有：

1. 政策力（Power）

在擬定自費醫療品牌行銷策略時，第一個P，就是要符合並遵循中央政府及地方政府的醫療政策、社會醫療保險政策及相關法律如醫療法、民刑法、消費者保護法、公平交易法等規範。掌握了解更多，自費醫療品牌行銷策略及組合規劃更可符合市場需求。

2. 調查研究（Probe）

自費醫療市場調查研究，是自費醫療品牌行銷發想與自費醫療品牌行銷點子的源頭，自費醫療市場調查研究做的好，自費醫療的品牌行銷才能出奇致勝。

3. 實體環境（Physical Evidence）

自費醫療品牌行銷也須考量到提供自費醫療及服務的實體環境，並將此實體環境的特色及價值經由自費醫療品牌行銷傳播出去，才可吸引更多閱聽者（潛在患者）的關注，並可拉近與潛在患者的距離（關係）。

4. 人員（People）

「人」除了是提供自費醫療及服務的核心關鍵，「人」更是自費醫療品牌行銷的核心所在，在內部：最主要的是要有思緒敏捷，極富創意能力的品牌行銷企劃人員，並建置具有不同專長的自費醫療品牌行銷團隊；在外部：要找出「誰」才是最主要的「閱聽者（潛在患者）」並了解醫療需求所在。

5. 產品（Product）

自費醫療品牌行銷中的「產品」，泛指「自費醫療項目、醫師、醫療團隊、醫療服務」等。掌握並了解產品的特性及價值所在，經由自費醫療品牌行銷，產品才能吸引更多閱聽者（潛在患者）的關注，提升自費醫療品牌知名度累積品牌價值。

醫療院所品牌行銷11Ps

01 政策力 Power
符合「政策、法律」

02 調查研究 Probe
找出新的行銷創意

03 實體環境 Physical Evidence
「醫療、服務」實體環境

04 人員 People
找對的人，才能做對的事

05 產品 Product
強化產品特性及創造價值

06 價格 Price
從3C分析找出定價

07 推廣 Promotion
互動雙向溝通，推廣品牌

08 通路 Place
借力使力的策略聯盟

09 公關 Public Relations
利益關係人公關

10 流程 Process
以患者為導向的流程

11 專案 Project
專業管理，提升效益

Unit 12-3 自費醫療品牌行銷 11Ps Ⅱ

6. 價格（Price）

醫療院所受到醫療政策及社會醫療保險（健保、醫保、社保）福利的影響，自費醫療訂價（價格）除了掛號費外，可著重在自費醫療項目的訂價策略上，有效的訂價（價格）策略，需從三方（競爭者、患者、自身）因素思考開始。

7. 推廣（Promotion）

自費醫療品牌行銷中有任何的推廣活動，都必須符合醫療政策及相關法律（醫療法、刑法、民法、消保法、公平交易法）等規範，推廣的目的在於與閱聽者（潛在患者）達到有效的互動及溝通，進而提升自費醫療品牌認同感、品牌知名度與品牌形象。

推廣非促銷，更不是打價格戰。

8. 通路（Place）

自費醫療品牌行銷中最佳通路，是可借力使力的策略聯盟夥伴，在同業中可以找不同科別的醫療院所為策略聯盟夥伴為通路，而在異業可以找上下垂直整合的醫療供應商為策略聯盟夥伴為通路，好的通路策略可降低與閱聽者（潛在患者）在自費醫療品牌溝通的成本。

9. 公關（Public Relations）

自費醫療品牌行銷中的品牌公共關係（BPR），是要主動與社會大眾及主要的利益關係人建立友善且良好的「夥伴關係」。此外也要有居安思危的準備，建立預防性的品牌危機處理機制，防範未然。當有危機發生時，公關（政府公關、媒體公關、社區公關、病友團體公關）操作更是重要。

10. 流程（Process）

自費醫療品牌行銷要強調的是如何「以患者為中心，如何以自費醫療需求為導向，並且著重滿足患者就醫（前、中、後）的醫療及服務」等，最佳流程的設計與規劃，可為患者帶來什麼樣的價值，做為自費醫療品牌行銷的訴求。

11. 專案（Project）

在醫療院所的年度自費醫療品牌行銷計畫下，可採用專案管理模式及思維。專案管理模式有助於在自費醫療品牌行銷的「權責畫分、運作、落實、執行、追蹤與控管。」

自費醫療品牌行銷11Ps，是從醫療院所角度來思考品牌行銷，隨著醫療市場愈來愈競爭下，在自費醫療品牌行銷中，更要以「患者為中心」並以「滿足患者需求為導向」及「創造價值」為出發點的自費醫療品牌行銷，才能獲得青睞。

傳統行銷VS.醫療院所品牌行銷

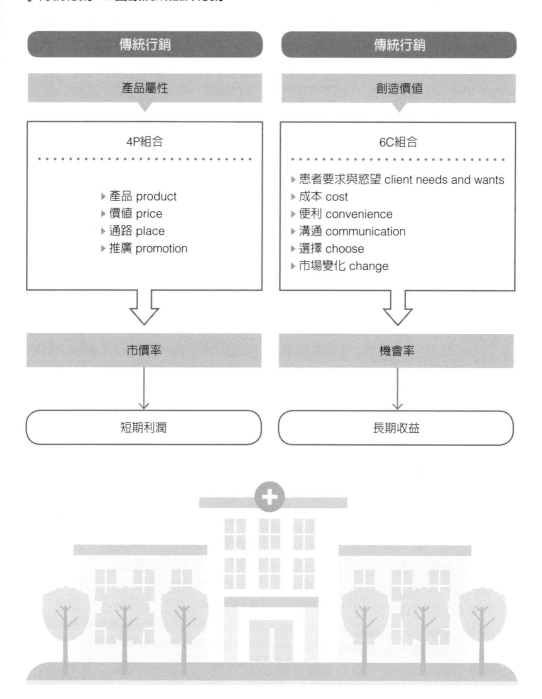

傳統行銷	傳統行銷
產品屬性	創造價值

4P組合

▸ 產品 product
▸ 價值 price
▸ 通路 place
▸ 推廣 promotion

6C組合

▸ 患者要求與慾望 client needs and wants
▸ 成本 cost
▸ 便利 convenience
▸ 溝通 communication
▸ 選擇 choose
▸ 市場變化 change

市價率

機會率

短期利潤

長期收益

Unit 12-4 自費醫療品牌行銷 6Cs + 1S

要吸引社會大眾關注到自費醫療的品牌價值，除了要有好的「品牌行銷11Ps」策略規劃及組合外，也需要以患者（NP、OP）的「6Cs思維」為出發點的自費醫療品牌行銷策略規劃及組合。

自費醫療品牌行銷的6Cs，主要還是以「患者為中心」，以「滿足患者需求為導向」思維為前提，品牌行銷中的6Cs有：

1. **患者（Client）**：了解潛在患者需求，並從目標市場中找出目標患者（Client）群，在經由市場調研了解需求及預期期望後，醫療院所所提供的產品（醫師、醫療技術、醫療設備、醫療服務）才能超越患者期望，創造品牌價值。以此為最佳品牌行銷議題。

2. **便利（Convenience）**：提供給社會大眾、閱聽眾（潛在患者）及患者更便利的自費醫療、服務、就醫環境等，才可成為最好的自費醫療品牌行銷議題。

3. **溝通（Communication）**：醫療院所需要提供的是充分且雙向互動的溝通渠道（平臺）及機會，有效的自費醫療品牌行銷溝通，可提升閱聽眾（潛在患者）對於自費醫療的品牌認同感及品牌知名度，更可增加患者（NP、OP）的就醫回診。

4. **成本（Cost）**：不僅要考量到醫療院所經營成本，自費醫療品牌行銷須先行關注的是要考量並了解患者就醫所願意付出的自費醫療成本為何，以及患者所考量的無形（等待時間、搜尋、精神、體力）等成本為何，綜合考量下，所擬定的價格，若可低於患者的心理價格，醫療院所又可獲利，如此才會是最佳的定價策略。

5. **市場變化（Change）**：隨著醫療市場及同業競爭激烈，須時時從患者的角度看醫療市場的變化，愈了解市場變化及醫療需求所在，才不會被市場及同業競爭所淘汰。

6. **選擇（Choose）**：自費醫療品牌行銷也必須考量到患者就醫選擇性，唯有愈了解患者需求並予以充分滿足需求，愈可降低患者改變就醫的選擇性。

自費醫療品牌行銷 1S

在自費醫療品牌行銷策略規劃及組合除了11Ps+6Cs外，還有一個自費醫療品牌行銷最重要的關鍵，就是1S，指的是品牌服務（Services），有形服務跟無形服務做的好，才能為自費醫療的品牌行銷加分。

自費醫療品牌行銷一定要「合乎法律規範，不可過度商業化」

自費醫療品牌行銷的「11Ps＋6Cs＋1S」策略規劃及組合，最主要是需要醫療院所由外而內的思考與整合品牌資源，進而擬定出最佳的品牌行銷策略、規劃、組合，如此才可吸引更多的社會

大眾、閱聽者（潛在患者）、患者關注並提升品牌認同感、品牌知名度，增加患者（NP、OP）就醫回診。

自費醫療品牌行銷，切記「不可有太商業化」，這樣只會產生社會觀感不佳、負面評價更可能觸法受罰。

▎醫療院所品牌行銷6Cs

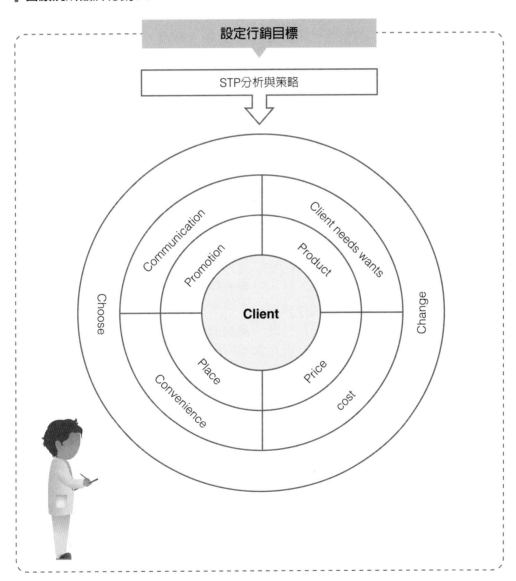

Unit 12-5 自費醫療品牌體驗設計

依據醫療功能屬性，可分爲二大類，一是必要性的醫療行爲，二是非必要性的醫療行爲。而非必要性的醫療行爲都屬自費醫療。因此醫療院所經營更大的市場，將會是在非必要性醫療行爲的自費醫療爲主。而自費醫療品牌體驗行銷，在自費醫療市場中扮演極具影響力的角色。

體驗的意涵

體驗最主要的意涵，是來自於當還不是患者，而是陪伴者（患者的親朋好友）的角色，可以經由「視覺、聽覺、嗅覺、味覺、觸覺、意境」等感官體驗或實際經歷醫療院所，所提供的就醫（自費醫療）前、中、後及服務來評價，未來是否會成爲患者，藉由體驗感受來增加對於自費醫療品牌認同感及品牌知名度。

自費醫療品牌體驗行銷更具競爭力

在市場過度競爭，更需著墨在自費醫療品牌經營，因此「品牌體驗行銷」已成爲增加品牌認同及品牌知名度最佳方法，好的品牌體驗行銷可以讓醫療院所在市場中更具競爭力。

體驗與期望關係

由於社會大眾或潛在患者，會經由體驗或經歷一些醫療院所所提供就醫（自費醫療）前、中、後或舉辦醫療活動的體驗實質感受與心理預期做對比。因此體驗與期望之間的關係，有：

1. **體驗＞期望**：心中會有無比的喜悅及肯定，滿意度及品牌認同也會隨之提升，將可增加就醫回診率。
2. **體驗＝期望**：心中會無感，或視爲理所當然，因此很容易被競爭者吸引而可能不再就醫回診。
3. **體驗＜期望**：心中會極度的不愉快及負評，滿意度及品牌認同感隨之快速降低，而就醫回診率也會極速下降。

品牌體驗行銷，將有助自費醫療品牌認同、品牌知名度及就醫回診率。因此一定要讓體驗評價超越心中期望。

品牌體驗設計步驟

在品牌體驗設計時，不是爲了營合而設計，應該以「同理心」爲出發點，設計品牌體驗的流程及步驟，可從「體驗主題、六感（眼、耳、鼻、舌、身、意）體驗、強化體驗感受檢核點、取得回饋與分享。」

品牌體驗類型

品牌體驗行銷有三大品牌體驗類型，藉此增進品牌認同、知名度及就醫回診率。三大品牌體驗類型：

1. **感官體驗**：以六感（眼、耳、鼻、舌、身、意）體驗爲主訴求，增進品牌認同與就醫療回診率。
2. **情境體驗**：藉由情境體驗，觸動深刻的情境感受，增加品牌認同與歸屬感。
3. **思考體驗**：屬理性思考體驗，經由互動理性思考體驗，增進品牌認同與就醫療回診。

自費醫療品牌體驗行銷的關鍵指標

在品牌體驗行銷中，主要的自費醫療品牌體驗關鍵指標：「參與度、感受度、滿意度、忠誠意圖、就醫回診意圖、推薦意圖」。品牌體驗行銷期待的是經由體驗後，可提升六大指標。

▌體驗的意涵

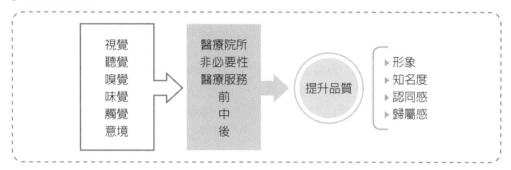

▌體驗與期望關係

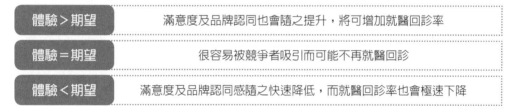

體驗＞期望	滿意度及品牌認同也會隨之提升，將可增加就醫回診率
體驗＝期望	很容易被競爭者吸引而可能不再就醫回診
體驗＜期望	滿意度及品牌認同感隨之快速降低，而就醫回診率也會極速下降

▌品牌體驗類型

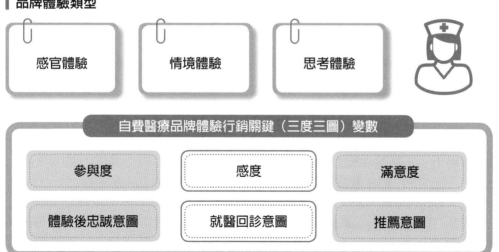

感官體驗　　情境體驗　　思考體驗

自費醫療品牌體驗行銷關鍵（三度三圖）變數

參與度　　感度　　滿意度

體驗後忠誠意圖　　就醫回診意圖　　推薦意圖

Unit 12-6 自費醫療品牌行銷競爭優勢十五力

　　醫療院所可經由以下十五項能力的提升，將可讓自費醫療品牌行銷更具競爭優勢，讓品牌行銷成效更為顯著。分別是：

1. **成本力**：醫療院所經營關鍵就是要有好的醫療及服務品質外，更有好的成本控管力。有好的成功控管力，將可反應回饋給患者，更可帶來強而有力的自費醫療品牌行銷競爭優勢。

2. **規模力**：當有規模後，可帶來更多的市場、成本、品牌等效益。當具有規模經營，在自費醫療品牌行銷上會更具競爭優勢。

3. **差異力**：具差異化，才可從競爭市場中脫穎而出，因此不論在「醫生、醫療科技（技術）、醫療團隊、服務」都應力求與主要競爭者有顯著的差異化。

4. **服務力**：服務亦是醫療院所在自費醫療市場經營中，最為重要的關鍵所在，服務需以同理心為基礎，在就醫前、中、後提供超越期待的服務。

5. **資源力**：需要了解並掌握內外部資源，善加整合應用，創造資源的最大綜效，為自費醫療品牌提升競爭優勢。

6. **策略力**：不論是在醫療、經營、管理、行銷、服務都需要有策略思維，有好的策略，才可提升成效，才提升自費醫療品牌行銷競爭優勢。

7. **創新力**：可在「服務、流程、管理」等方面進行創新與改善。經由創新與改善，可拉近與社會大眾之間的距離創造為議題，提升自費醫療品牌行銷競爭優勢。

8. **經驗力**：除了體驗之外，更需要將患者的就醫經驗，轉化成自費醫療經營改善的動力，當可善加運用經驗力，將有助於自費醫療品牌行銷的議題。

9. **洞察力**：醫療院所對於醫療科技、醫療技術、醫療市場及患者都需予以投入心力關注，洞察了解脈動可搶先同業進入最佳狀況，為新的自費醫療市場做最佳的準備。

10. **滿意力**：自費醫療經營不僅要追求患者及家屬的滿意度之外，更應向內延伸追求員工的滿意度，因為要先有滿意的員工，才會有滿意的患者及家屬。

11. **通路力**：在發展國際醫療、醫療觀光、自費醫療時，更需要合縱連橫的策略聯盟通路，如此可帶來更多的潛在患者，有好的策略聯盟通路，也將可增加自費醫療品牌行銷競爭優勢。

12. **公益力**：醫療院所本身就是非營利組織，因此更需要經營自費醫療品牌的公益形象，讓利益關係人可以更加認同及有歸屬感。

13. **品牌力**：品牌已然成為自費醫療經營中的重點所在，不論是在醫療技術、醫療團隊、醫師、服務等品牌

識別強時，就可更具品牌力。

14. **推廣力**：自費醫療品牌行銷受限於政府醫療政策管制，因此在自費醫療品牌行銷推廣時，更需在合乎法律規範，且不要太過商業化的推廣，才會有好感度。

15. **速度力**：自費醫療是在跟時間賽跑，因此在自費醫療品牌經營時，也要有速度感。

　　當醫療院所著墨上述十五力的累積，亦可提升自費醫療品牌行銷競爭力及創造品牌行銷話題。

▍體驗與期望關係

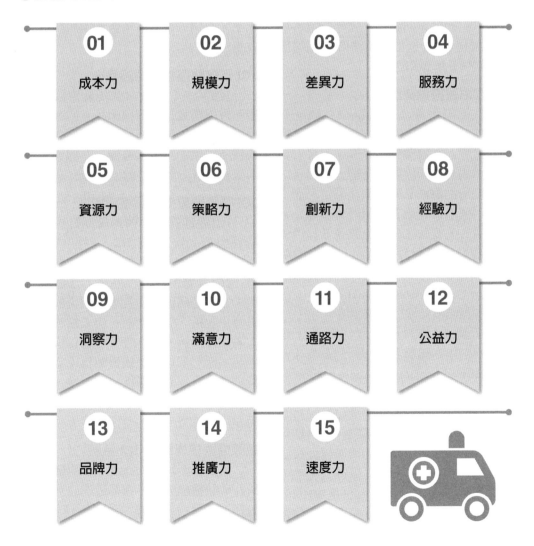

Unit 12-7 「JCI」認證為自費醫療品牌行銷加持

醫療院所在長期經營發展的過程中，終究是以走向國際化、品牌、連鎖發展為主，為了要吸引國際醫療患者、國際醫療觀光客（患者），就必須藉由「國際認證」來強化及提升品牌認同度、知名度、能見度與品牌價值，進而促進國際醫療患者及國際醫療觀光客（患者）的就醫回診。「國際醫療機構認證JCI」，就是提升醫療院所品牌價值的最佳品牌策略之一。

JCI 國際醫療機構認證

在國際醫療、國際醫療（觀光）發展的興起下，已有愈來愈多從事國際醫療患者、國際醫療觀光客（患者），開始重視提供國際醫療（觀光）服務之醫療院所的醫療品牌及服務品質。而為了吸引國際潛在患者及國際醫療觀光客（患者）的青睞，已有愈來愈多提供國際醫療及國際醫療（觀光）的醫療院所，開始導入「國際醫療機構認證JCI（Joint Commission International）」的國際評鑑制度並取得認證制度。

所謂JCI聯合委員會國際部，是1998年由美國醫療機構評鑑聯合會（Joint Commission on Accreditation of Healthcare Organizations, JCAHO）所創建。於1999年起開始對美國以外的醫院提供評鑑，醫療機構認證制度JCI是目前廣為被多數醫院認可的國際性評鑑制度，醫療機構認證JCI是醫界公認為可信度高的評鑑專業組織，也是WHO公認醫院認證的最高標準。是全球評估醫療機構（醫療院所）品質的權威機構。

JCI標準是全世界公認的醫療品質和醫療服務標準，代表了醫療品質、服務品質和醫院管理的最高水準。JCI認證的目的在於鼓勵醫療院所的領導層、管理層及專業技術人員可通力合作，不斷提高醫療院所的醫療品質和服務品質水準。有別於臺灣醫策會的疾病照護品質認證。

JCI 國際醫療機構認證使命

JCI其主要的使命就是針對醫療健康照護機構進行醫療照顧品質的評鑑或提供諮詢服務，以確保該醫療健康照護機構所提供的國際性醫療，在病人安全與服務品質方面能持續不斷的改善。

JCI 國際醫療機構認證架構

JCI評鑑的主要精神是以針對醫療品質與病人安全為主軸，評鑑內容包括有14章，311個基準，1274個評量要素。JCI評鑑的重點不外乎：「病人、病人，還是病人」。凡事以病人的角度思考，包括「病人衛教、病人權利、病人同意權、病人安全等，完全以病人為中心，而不是以醫院或醫師為中心」。特別強調護理的專業性與重要性，重視專業間的「團隊合作（Team Work）」而非單打獨鬥。

國際醫療機構認證 JCI 發展

目前在全球已約有近千多家醫療機構完成該機構評鑑，在鄰近的亞洲國家包括：臺灣、新加坡、菲律賓、印度、

泰國及中國都有醫院通過JCI評鑑，甚至遠在東非衣索比亞都有醫療機構通過認證，因此普獲國際肯定。

　　醫療院所若能取得國際醫院評鑑認證，這都將是醫療院所提升醫療品質走向國際化發展的一項利基，此外也有利於自費醫療品牌認同度、能見度、知名度，也更有助醫療院所在國際醫療、國際醫療觀光發展。

▌國際醫療機構評鑑（JCI）評鑑簡述

使命願景	針對健康照護機構進行醫療照顧品質的評鑑或提供諮詢服務，以確保該健康照護機構所提供的國際性醫療在病人安全與服務品質方面能持續不斷的改善
核心價值	著重在醫療機構的醫療品質與病人安全為主，而非醫師人數及醫療設備
評鑑的重點	以病人的角度思考包括病人衛教、病人權利、病人同意權、病人安全等，完全以病人為中心，強調護理的專業性與重要性，重視專業間的團隊合作
評鑑規範	JCI認證（第六版）有14章，311個基準，1274個評量要素
取得評鑑認證家數	全球五大洲近千家醫療機構
亞洲各國取得評鑑狀況	臺灣、中國大陸、新加坡、菲律賓、印度、泰國等都有醫療院所通過JCI評鑑
臺灣已取得評鑑認證家數	2016年12月止，已有18家醫院評鑑、3家診所
中國大陸已取得評鑑認證家數	2017年11月止，醫院評鑑85家、學術性醫療中心醫院9家、4家非住院醫療機構（診所）

Unit 12-8 「ISO/IWA1」國際認證助醫療院所品牌一臂之力

醫療院所取得國際認證，除了可以達到國際認可標準外，更可提升自費醫療品牌知名度及品牌價值，藉此吸引潛在患者及患者前來就醫回診。除了「JCI認證」，另外還有「ISO/IWA1國際醫療照護品質管理認證」，這也是可用來提升醫療院所品牌價值的最佳策略之一。

「ISO」品質管理系統

對於ISO（International Standards Organization, ISO）國際標準組織的品質管理系統建立，主要是以「標準化」為基礎，以「流程」為核心的管理模式。建立醫療標準化流程SOP（Standard Operation Procedure, SOP），有助於確保安全的醫療及服務品質。

此外，標準化的關鍵之一「文件化的要求」是ISO的精髓，也是強化醫療院所內部體質的要件。文件的構成強調「說、寫、做」要一致的基本精神。「說」：說出需要做什麼事、如何做及如何確保品質；「寫」：寫下程序及標準作業，並隨時檢討更正；「做」：將所做的事詳實記錄，證明已做了所寫下的事。ISO標準化文件也不只是紙上談兵，而是經過一番持續改善而產生標準流程。藉由檢討與簡化功能讓作業系統朝向對患者有利的方向精實與改善，才能提升醫療院所對患者的醫療及服務品質。

「ISO/IWA1」醫療照護品質管理系統

「ISO/IWA1國際醫療照護品質管理認證」，是由國際標準組織(ISO)以ISO 9001為架構基礎，針對醫療產業的特性及需求，相關的專業用語納入條文標準的說明中，作為醫療及健康服務業推動品質管理系統的指引綱要，「ISO/IWA1」醫療照護品質管理系統管理程序。

「ISO/IWA1」核心價值

醫療照護品質管理系統主要的對象是以「患者」為中心，在醫療照護的「設計、傳遞、管理」都以滿足患者需求為導向。

「ISO/IWA1」的核心價值在於「促進醫療照護機構品質管理系統的發展與改進，藉由持續改善活動來防止錯誤發生，減少變化及組織浪費」。ISO/IWA1認證標準納入了ISO9004：2000-「品質管理系統－績效改進指南」，提供品質管理系統指南，包括針對醫療院所的患者及利益關係人的滿意度及持續改善流程。因此不論是醫療產品、醫療專業或提供的醫療服務，ISO/IWA1以病患及相關利益關係人為中心，並強調「流程績效」。「ISO/IWA1」主要內涵。

取得「ISO/IWA1」認證的品牌優勢

「ISO/IWA1」意旨在促進醫療院所有效達到經營管理效益，更讓病患受到滿意的醫療及服務。醫療院所取得

「ISO/IWA1」認證，對自費醫療品牌優勢有：

1. 具有國際認可的醫療照護品質標準化流程，並進行以此爲訴求的行銷。

2. 可藉此吸引更多潛在患者（國際、國內）對自費醫療品牌的認同及知名度提升。

▎「ISO/IWA1」管理程序

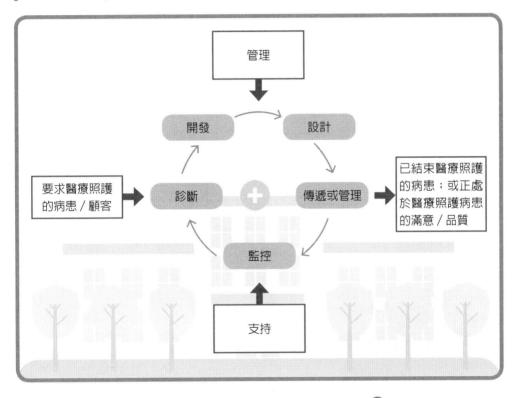

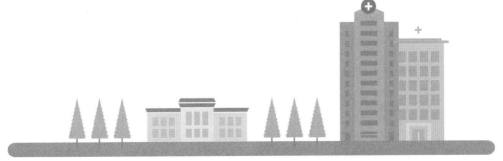

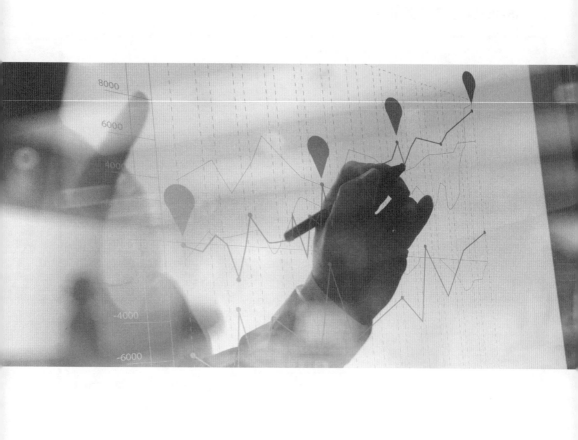

醫療院所品牌
公關與危機管理

13

Unit 13-1 自費醫療品牌公關

公關（公共關係簡稱，Public Relations，縮寫PR），指的是醫療院所在醫療市場中經營與利益關係人（既有患者、新患者、潛在患者、閱聽者等）間的關係，藉以樹立醫療院所的良好形象，從而促進潛在患者及既有患者就醫回診。

自費醫療品牌公關

自費醫療品牌公關（BPR）指的是醫療院所在經營醫療院所與社會、公眾、媒體關係時，充分善用公共關係的職能為自費醫療形塑良好的品牌形象，提升醫療院所的品牌價值。

品牌公關強調的是應用公關策略性及目的性，經由公關活動的操作來提升自費醫療的品牌形象。品牌公關是期望藉由自費醫療品牌議題而引起媒體專題報導及品牌露出。如醫療院所的經營動態、醫療科技趨勢、醫療技術議題、以患者為中心的自費醫療服務議題等引起媒體的品牌議題報導及品牌露出，進而增加並提升醫療院所的品牌形象。

自費醫療品牌公關的目的

自費醫療在操作品牌公關時，最主要的目的，在於：(1)傳遞自費醫療的經營理念。(2)塑造自費醫療的品牌形象。(3)提升自費醫療的品牌價值。(4)提高自費醫療內外凝聚力。(5)創造自費醫療的收益價值。五大目的為主。

自費醫療品牌公關特性

在進行品牌公關操作時，必須掌握到品牌公關特性，其中具有四大特性，

1. 雙向性：自費醫療品牌公關不是單向性的傳播，而是由醫療院所依據公眾需求，藉由媒體與公眾進行雙向溝通、互動參與交流。進而促進公眾對於自費醫療品牌有更進一步的認識與了解。

2. 利益性：自費醫療品牌公關緣起於為了保護及尊重公眾利益，因此自費醫療的品牌公關活動需從公眾心理需求、公眾利益、公眾關係為出發。品牌公關的目的也是為達到公眾利益最大化及提升自費醫療品牌認同。

3. 回應性：品牌公關往往是突如其來，沒有任何徵兆，都有可能隨時快速成為媒體報導及評論的焦點，因此在品牌公關處理時，更應採取快速回應的態度及技巧。所以品牌公關的快速回應性能力也成了很重要的評量指標。

4. 傳遞性：媒體是自費醫療傳遞品牌公關的橋梁，品牌公關的傳遞主要透過電視、報紙、廣播、網路等大眾傳播媒體與公眾進行雙向性的互動溝通與品牌公關議題宣傳，藉以增加提升醫療院所的品牌形象。

醫療院所與媒體之間，需建立長期友善的良好合作關係，將有助於自費醫療品牌公關長期發展，從而建立和維繫自費醫療的品牌形象。

自費醫療品牌公關操作模式

在眾多的品牌公關操作模式中，又以「贊助、義診、健康講座、公益活動、醫療趨勢發表」為主要的操作模式可供醫療院所在自費醫療品牌公關操作時參考。

自費醫療品牌公關的目的

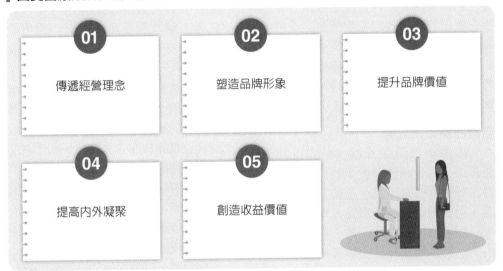

自費醫療品牌公關特性

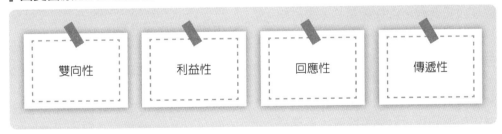

自費醫療品牌公關操作模式

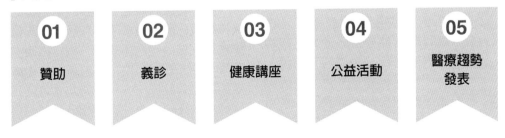

Unit 13-2 自費醫療政策公關

　　自費醫療的政策公關，是醫療院所非常重要的對外公關之一，不論是對中央政府、地方政府、醫學會、公／協會、立法機關等的自費醫療政策公關，都需要做好各級政府主管機關的政策公關，如此可即時掌握政府政策動向；做好政策公關，有助自費醫療擬定長期經營策略及發展，更重要的是可提升自費醫療的品牌認同度、知名度及能見度。

自費醫療政策公關

　　經由正式溝通管道或是非正式溝通管道，主動積極參與互動有效溝通，將自費醫療經營困境，及所須協助的問題，與相關政府機關溝通，期望政府未來可經由政策法律的改善，提升自費醫療的經營環境及提升民眾醫療權益，更可藉此提升自費醫療的品牌認同度、知名度；且從政策公關中，也可得知政府醫療政策及醫療法律規範的未來方向，以利政策法令遵循。

自費醫療政策公關做法

　　需先行了解哪些各級政府主管機關，是最主要進行政策公關的對象，再擬定相應的政策公關策略後，可運用以下五種政策公關操作模式來執行：

1. **政策法令分析**：針對各級政府主管機關所頒布的相關醫療政策及法令，進行經常性分析，並與各級政府主管機關進行互動溝通及回饋；醫療院所相應可擬定未來經營的因應對策，有利自費醫療的品牌形象樹立及品牌經營。

2. **支持落實政策法令**：當政府的醫療政策頒布後，醫療院所應主動積極配合落實其醫療政策施行，並予以宣導，讓就醫民眾得以配合醫療政策，如支持施打預防性預苗的政府政策施行及宣導。

3. **參與立法公聽會**：主動積極參與各項醫療政策法案立法公聽會，經由主動參與及溝通，可將醫療政策引導到較為合宜且開放的立法方向，如此有助自費醫療經營及民眾就醫權。

4. **參與政府聯誼會**：由醫療院所高階主管為代表，主動參與由政府所舉辦的各項醫療產業相關聯誼會，藉由聯誼會的非正式溝通管道，與各級政府主管機關進行醫療政策法令規範的互動溝通及意見交流，除可與同業交流互動，更可與政府相關部門保持良好的互動與政策溝通關係。

5. **參與政府醫療公益**：主動加入政府在國內外臨時性或救災性的醫療公益活動（義診、救災）與醫療宣傳推廣，藉此可與主管機關保持良好關係，並可樹立自費醫療品牌的公益形象。

　　對於各級政府主管機關的政策都應保持敏銳的動察力，了解各級政府的醫療政策及法令走向與規範，擬定相應的政策公關的執行策略，再依需求採用有效的政策公關操作方法，如此才可達到好的政策公關成效。

自費醫療政策公關關鍵

　　醫療院所在經營政策公關最主要的關鍵，在於與各級政府主管機關保持「良好互動溝通關係」，並對政府擬定具有影響力的「醫療政策建議書」，除了讓醫療院所經營趨於更開放更自主，同時爲民眾謀求更好的醫療福祉，更可厚實自費醫療的品牌經營。

▎自費醫療政策公關

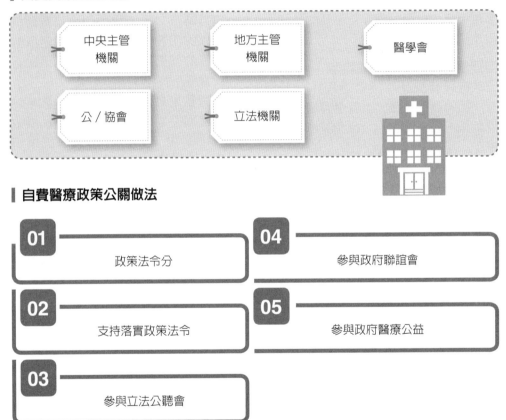

▎自費醫療政策公關做法

01 政策法令分	04 參與政府聯誼會
02 支持落實政策法令	05 參與政府醫療公益
03 參與立法公聽會	

▎評估市場區隔

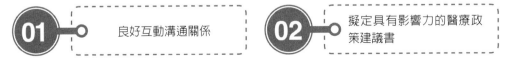

01 良好互動溝通關係　　02 擬定具有影響力的醫療政策建議書

Unit 13-3 自費醫療品牌危機

　　自費醫療在市場競爭、患者意識抬頭，自費醫療經營風險也隨之增加。當有不當醫療行為、不當醫療廣告、不當醫患溝通時，就很容易成為患者訴願（客訴）或是醫療糾紛，再經由新聞媒體報導後，成為眾所周知的負面事件，都將會損及自費醫療經營不易的品牌形象及品牌價值。

自費醫療品牌危機十種類型

　　自費醫療品牌經營過程中，若沒有「品牌危機意識」，就很容易出現品牌危機，最常見的十大自費醫療品牌危機：

1. **策略錯誤**：不論是在自費醫療的經營策略或是品牌策略，當策略錯誤時，就很容易損及經營不易的自費醫療品牌形象及價值。

2. **定位不清**：在自費醫療定位或是市場定位不清時，也很容易模糊焦點。潛在患者或是患者將不知如何定位依循，容易對自費醫療失去信心，更會因定位不清而被競爭者取而代之。

3. **不實醫療品牌廣告**：在過度競爭下，醫療院所很容易失去分寸，做出過度商業化又不符醫療法及相關法律規範的不實醫療品牌廣告，此廣告也會造成品牌危機。

4. **品牌過度延伸**：自費醫療品牌經營大不易，不應過度延伸跨足到不相關領域，除了對自費醫療本業沒加分外，都可能成為品牌負擔，更會成為品牌危機。

5. **品牌形象危機**：醫療院所在面對任何醫療或服務事件時，若未能正面以對，而做出有違常理，則會造成社會觀感不佳，都有可能造成品牌形象的危機。

6. **品牌老化**：當自費醫療品牌經營跟不上時代，未能提供切合自費醫療需求的服務時，潛在患者或是既有患者的就醫回診率隨之降低，此自費醫療品牌危機隨即出現。

7. **醫師私人事件**：若因醫師私人事件的處理不當，造成自費醫療品牌危機，其中又以醫師個人的感情事件，最為容易造成媒體負面報導的題材，也因而成為自費醫療品牌危機的開始。

8. **財務危機**：醫療院所的財報或是財務狀況處理不當，也會是高風險的品牌危機，當財報不實，或是財務投資虧損而未誠實揭露，都將成為自費醫療品牌危機風暴。

9. **自費醫療智財權規劃布局不善**：未有整體性完善的智財權（商標權、著作權、專利權、營業秘密等）規劃與布局，容易造成智財權紛爭，而形成品牌危機。其中又以智財權中的商標糾紛更顯易見，而造成品牌危機。

10. **替代品牌出現**：當自費醫療及服務有替代品牌出現時，容易造成潛在患者或是既有患者的就醫回診率下降，患者的流失。

自費醫療經營大不易，尤其是自費醫療品牌經營更是如此，因此要了解品牌危機的類型及特徵外，也需要有一套品牌危機預警系統。

▌ 自費醫療品牌危機十種類型

01 策略錯誤	06 品牌老化
02 定位不清	07 醫師私人事件
03 不實自費醫療品牌廣告	08 財務危機
04 品牌過度延伸	09 智財權規劃布局不善
05 品牌形象危機	10 替代品牌出現

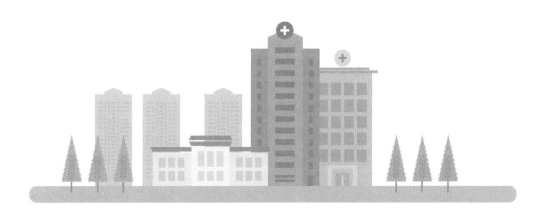

Unit 13-4 自費醫療品牌危機預警系統

預防重於治療，自費醫療品牌經營在危機處理上更需如此，需建立一套專屬自費醫療（院所）品牌危機預警系統是刻不容緩，唯有藉由預警系統的機制來區分品牌危機類型及危機等級，進而提出因應品牌危機策略及應對，從中降低品牌危機所帶來的危害。

建置品牌危機預警系統的原則

1. 以利益關係人爲中心

由於醫療行爲攸關性命，因此一切都需以人爲本，以有利於內外部利益關係人爲最高原則。因此預警機制主要是在於第一時間，了解患者（進要利益關係人）是否處於危機之中。

2. 品牌服務分級預警

可以依據品牌服務（Brand Service-Level Agreement, BSLA）訂定出分級制，並依此分級進行預防及應變處理演練，另外需訂定出獎懲辦法以利推行。

3. 務實可操作

預警機制在於可發現問題所在，及可提出解決方案的務實可操作原則。

4. 全員參與

危機的發生與發展，會是來自於多面向而非單一性，因此在建置危機預警機制系統時，需設立由自費醫療院所全員參與，由於每個員工都有可能會是第一個接觸危機發生的窗口，因此藉由全員參與危機預警機制與系統的演練，將可提升對於品牌危險的敏銳度及應變能力。

品牌危機預警系統的功能

1. 預知功能

經由常能性追蹤預設的指標（內部、患者及潛在患者、主要競爭者），可了解這三方面指標的異常變化並可預知未來發展徵兆。這種可預知性是品牌危機預警系統的首要功能。

2. 警示功能

除了要了解預知未來發展徵兆外，當指標變化達到臨界點時，會予以警示，以利品牌危機處理中心可以採取決策及行動。

3. 減緩、延緩功能

預警機制在於預防危機擴散，降低危機的災害發生。因此需要在第一時間（從預知到預警）找出危機因子，並予以處置使得危機可以減緩或延緩，減少危機可能帶來的損失，及擴大與升級。

4. 阻止、化解功能

預警系統最終的功能，就是要阻止或化解危機的發生，防範未來品牌危機事件的爆發。

品牌危機預警系統機制，有如漏斗般以患者爲中心，設立評量因子，如「患者就回診率、社會觀感因子、媒體議題報導因子、同期比較率、主要競爭者比較率」等，進而分辨是否形成品牌危機及其危機等級。在由品牌人員擬定相應對策予以解決。

醫療院所品牌危機預警系統

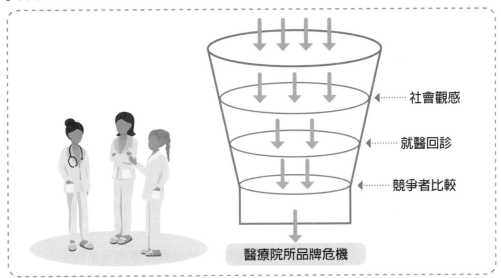

品牌危機預警系統建置過程由七個步驟

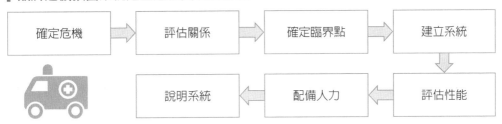

品牌危機預警系統建置過程由七個步驟

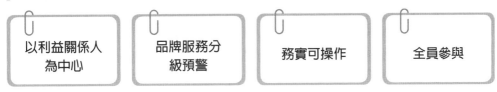

政府公關關鍵

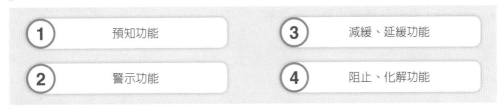

Unit 13-5 自費醫療品牌危機處理

當自費醫療品牌危機發生時，醫療院所不可自亂分寸；醫療院所平時除了要了解自費醫療品牌危機因子，(1)解雇／組織縮編，(2)員工士氣低落，(3)過勞工作與傷害，(4)歧視／騷擾案，(5)媒體負面報導，(6)醫療訴訟，(7)謠言中傷，(8)財務狀況比預期偏低，(9)天然災害，(10)醫療院所成為被併購的對象。

以及建立日常經營的「品牌危機預防、品牌危機處理、品牌危機公關」的管理機制。當品牌危機真的發生時，更應該要有高明的品牌危機處理機制（能力），以及品牌危機公關的處理。

將原本可預防、可妥善處理的狀況處理好。若沒有處理好，都將對自費醫療的品牌經營產生重大的負面影響。

自費醫療品牌危機處理基本原則

醫療院所當有危機發生時，應以有系統性的處理原則妥善加以處理，才能獲得社會大眾的諒解和信，贏回信譽及形象。品牌危機處理原則為七要：

1. **要主動**：預防重於治療，更應主動了解危機發現的狀態。
2. **要積極**：積極掌握危機的問題點，從中找出因應對策。
3. **要即時**：即時面對危機，不可能待慢，不然容易被媒體過度報導。
4. **要冷靜**：面對危機要冷靜，不要被有心人士所影響處理危機的步調。
5. **要智取**：不要聽信外人在未真實了解狀況下的評論，應詳實了解實情智取。
6. **要負責**：在第一時間對外要負起百分之百的責任態度，如此才態取得利益關係人的認同與支持。
7. **要善後**：當危機處理告一段落，要記取教訓，從中找出可供未來再教育訓練之用的教材教案。

醫療院所品牌危機處理步驟

第除了要謹守危機處理原則外，更要依循危機處理四大步驟，有：

1. **界定品牌危機**：以危機的「起因」及「影響範圍」，釐清界定危機的範圍。
2. **評量品牌危機**：以危機「影響面」及「可能性」二個要素，評量危機狀態。
3. **解決品牌危機**：有四種因應對策，分別是「避開、轉移、減緩、接受」危機。
4. **控制品牌危機**：持續檢視危機的動態變化，需要重新檢視策略與行動，保持戒備即時因應，避免失控惡化。

▋「十種危機因子」可能重創醫療院所品牌危機

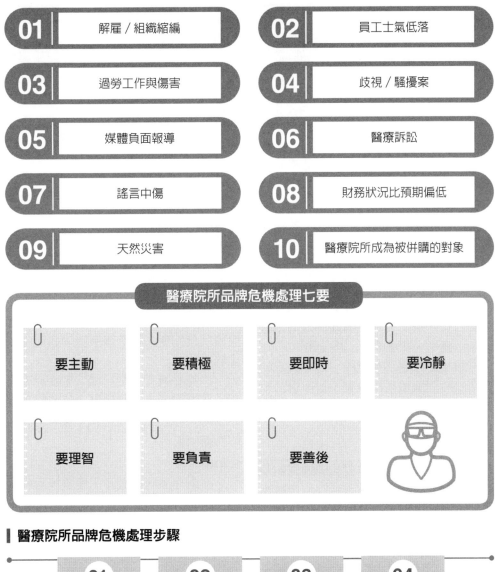

01	解雇／組織縮編	02	員工士氣低落
03	過勞工作與傷害	04	歧視／騷擾案
05	媒體負面報導	06	醫療訴訟
07	謠言中傷	08	財務狀況比預期偏低
09	天然災害	10	醫療院所成為被併購的對象

醫療院所品牌危機處理七要

要主動	要積極	要即時	要冷靜
要理智	要負責	要善後	

▋醫療院所品牌危機處理步驟

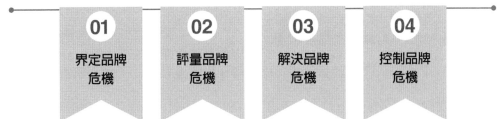

01	02	03	04
界定品牌危機	評量品牌危機	解決品牌危機	控制品牌危機

Unit 13-6 自費醫療品牌危機溝通五件事

面臨自費醫療品牌危機溝通時的「態度」，將決定了自費醫療品牌危機處理的結果。

因此要在「正面、積極、即時、勇於承擔的態度」下，與公眾進行自費醫療的品牌危機溝通是很重要的事。

有效的自費醫療品牌「危機溝通」五件事

1. 陳述事實

不論何種自費醫療的品牌危機事件，在第一時間一定要主動陳述事實狀況，不要先用「第一版本」的講法，在當紙包不住火時，再來個「第二版本」的講法，這樣只會讓公眾更加不信任，面對自費醫療品牌危機溝通的最高指導原則，就是「陳述事實」為上策。

事實是永遠不會變的，當有誠意的在第一時間陳述事件事實，是取得公眾信任的開始，唯有在公眾信任下，危機溝通才會有好的開始。

2. 具同理心

「同理心」是很重要的溝通認知及立場（換位思考），唯有站在公眾與媒體的立場，來面對自費醫療品牌危機溝通。

因為善用同理心，才可獲得到更多的公眾與媒體的共鳴與支持及諒解，也才能有效快速的處理自費醫療品牌危機。

3. 品牌價值

「誠實為上策」，在勇於認錯與承擔所有損害下，更要堅持自費醫療院所應負責任的態度及因應措施，才能維持自費醫療的品牌價值。

自費醫療的品牌價值經營大不易，不可因一次的不誠實（信）而毀於一旦。因此，在品牌危機溝通，唯有以「誠實為上策」的態度，來面對危機才能贏得信任，維持品牌價值。

4. 誠心誠意

自費醫療（院所）必須在第一時間誠心誠意面對品牌危機事件，並且「該認錯就認錯，該道歉就道歉」，才能化解公眾的危機衝擊及媒體輿論壓力，才能將自費醫療品牌危機風險降到最小，化解成轉機。

「誠心誠意」是一種「態度」，當有了這種態度，在危機溝通時才能獲取公眾與媒體的諒解及認同，才會有有效的溝通效果。

5. 積極善後

在處理品牌危機時，要重視品牌危機中的每個細節，也要擬定改善處理善後計畫，並藉由媒體傳播讓公眾了解自費醫療（院所）積極善後的誠意與決心及執行計畫。

另外，藉此也要預先了解降低自費醫療品牌危機的損害（失），可能有哪些「必要成本」及「非必要性成本」。

▌自費醫療品牌危機溝通五件事

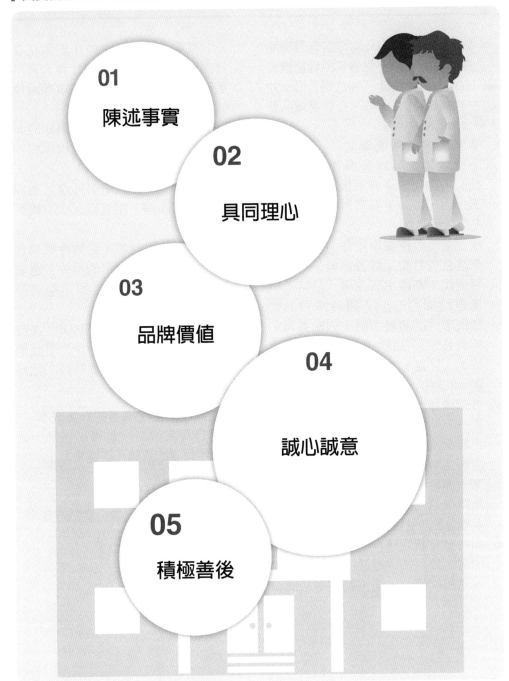

Unit 13-7 自費醫療品牌危機公關 SOP

　　醫療院所在面對及處理自費醫療品牌危機的同時，也不要忘了品牌危機公關的SOP，並要將此品牌危機公關SOP成為日常經營的一部分。自費醫療品牌危機公關的SOP，有：

1. 品牌危機預警通報系統：醫療院所應建置「品牌危機預警通報系統」，隨時過濾與掌握可疑的人、事、物，即時了解與判斷是否成為品牌危機事件。

2. 成立品牌危機處理指揮中心：若判斷屬自費醫療品牌危機事件，應由醫療院所高階主管主導「品牌危機處理指揮中心」，隨時掌握品牌危機事件的演變與擬定因應對策，即時設立「品牌危機處理服務專線」，回應社會大眾、新聞媒體所關心的事項。

3. 外部溝通一致：應由發言人主動且統一對外發言。對媒體發言應表現出醫療院所負責任的態度，並說明處理品牌危機事件的立場與解決方案。與社會大眾溝通時，也應本著品牌價值及經營理念，展現重視公眾權益的自費醫療品牌形象。

4. 即時發布新聞稿、刊登聲明稿及召開記者會：為因應品牌危機事件不同階段的變化，須主動發布新聞稿及刊登聲明稿，必要時也要開記者會說明真相，讓媒體與社會大眾了解醫療院所的因應態度及事件處理的進度，藉此取得認同與信任。

5. 不忘內部溝通：高階主管須即時向員工說明自費醫療品牌危機處理的立場及態度，讓員工得以安心工作，並避免員工任意對外發言造成不必要的誤解，讓有心人士有機可乘。

6. 擬定抑止損失計畫：品牌危機事件必然造成有形、無形的損失，應盡快評估損失，並擬定抑止損失計畫。

7. 平時多演練品牌危機處理SOP：平時應建置品牌危機處理SOP手冊及演練，並藉由教育訓練提升員工危機意識。

降低醫療院所品牌損害的必要成本

　　讓自費醫療品牌危機損害降至最低，可能需要的六種「必要成本」：

1. 罰金或罰則。
2. 訴訟費。
3. 品牌危機管理／品牌公關顧問費。
4. 媒體資訊費。
5. 印製資訊手冊費。
6. 訴求性的品牌廣告費。

自費醫療品牌危機公關SOP

01	危機預警通報系統
02	成立危機處裡指揮中心
03	外部溝通一致
04	即時發布新聞稿、聲明稿即召開記者會
05	不忘內部溝通
06	抑止損失計畫
07	多演練危機處理SOP

降低自費醫療品牌損害的必要成本

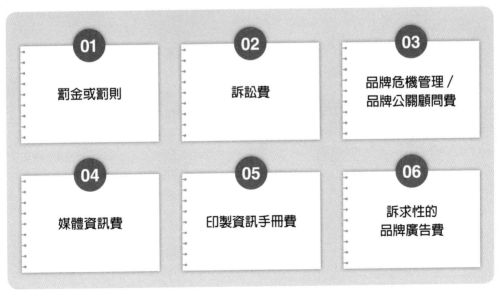

| 01 罰金或罰則 | 02 訴訟費 | 03 品牌危機管理／品牌公關顧問費 |
| 04 媒體資訊費 | 05 印製資訊手冊費 | 06 訴求性的品牌廣告費 |

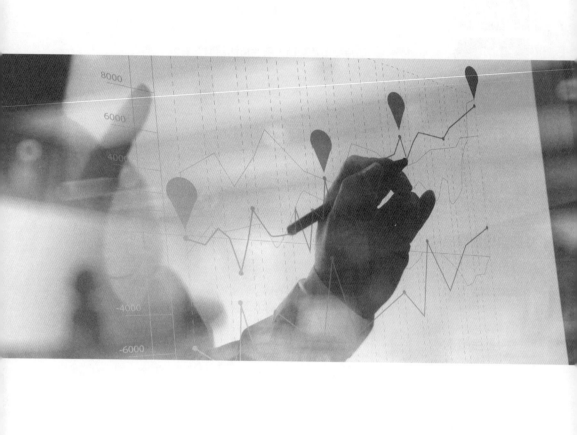

醫療院所品牌資產

14

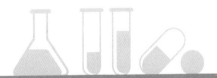

Unit 14-1 自費醫療品牌資產與權益

　　自費醫療品牌資產與品牌權益概念，如同會計恆等式「資產」等於「負債」加「權益」一樣，亦可得知醫療院所的「品牌資產」等於「品牌負債」加「品牌權益」，或是「品牌權益」等於「品牌資產」減「品牌負債」。

什麼是品牌權益

　　自費醫療品牌的「品牌權益」須從利益關係人（患者、潛在患者、股東、員工……）觀點來定義，「品牌權益」是利益關係人連結「品牌、品名、品標和符號」的「資產」和「負債」的總和，其中包含了「品牌知名度、品牌忠誠度、知覺品質、品牌聯想，以及其他如專利、商標、智慧財產權、營業祕密」等專屬性的自費醫療品牌權益。品牌權益可為醫療院所帶來好的經營成效，並且有助於吸引投資者投資及品牌加盟的發展。

自費醫療品牌權益決定因素

　　以利益關係人為中心的自費醫療所品牌權益，因素有：

1. 品牌知名度

　　當利益關係人認識或回憶起自費醫療品牌，將歸屬於某一種特定自費醫療或服務類別的能力。

2. 品牌忠誠度

　　患者（利益關係人）透過先前的就醫經驗，對此自費醫療品牌的信心高於競爭者品牌時，將這種信心將轉化成患者的回診，進而增加患者的忠誠度，這亦是自費醫療的品牌權益核心。

3. 品牌知覺品質

　　這是提供品牌定位的最主要依據來源，因為自費醫療品牌定位就是要在利益關係人的心目中，形塑出一種特殊且不可替代的地位。

4. 品牌聯想

　　指在利益關係人的記憶中，以某一自費醫療品牌為中心時，可聯想延伸的所有人、事、物，又可分為「品牌屬性、品牌利益、品牌態度」的聯想。

5. 其他品牌資產（專屬權益）

　　如自費醫療在「專利、商標、智慧財產、營業祕密」等法律權利。

品牌資產方程式

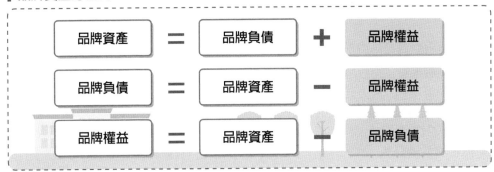

品牌權益

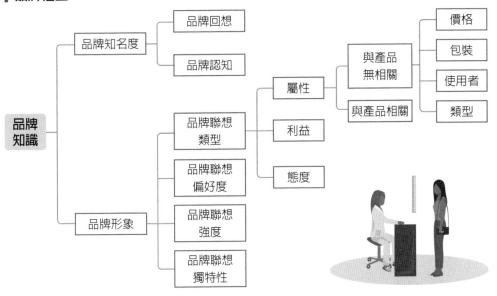

醫療（院所）品牌權益

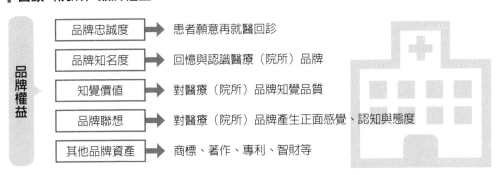

Unit 14-2 獲取自費醫療品牌權益方法

獲取自費醫療品牌權益的方式有：

1. 建立品牌權益

可經由以下三種方式：

A. 提高自費醫療及服務品質，建立利益關係人對自費醫療品牌的正面評價。

B. 強化利益關係人（NP、OP）對自費醫療品牌的聯想，進而影響並增加就醫回診量（率）。

C. 發展一致的自費醫療品牌形象，使得利益關係人（NP、OP）與自費醫療品牌形象有正向連結。

2. 延伸品牌權益

將自費醫療知名品牌運用在預期發展的醫療項目及服務類別上。

例如，自創自費醫療品牌產品（醫材、醫療用品），或是自費醫療次專科的品牌項目，這些都是延伸自費醫療品牌權益的作法。

3. 購買品牌權益

除「併購品牌」外，還有「品牌授權」的方式。

這二種方式，都可快速進入其他自費醫療市場，用強化原有自費醫療品牌知名度。

這二種方式也須滿足「品牌知覺契合、具競爭優勢、原品牌利益可移轉」等要件，這會是一種有1+1＞2的效果。

4. 強化自費醫療品牌權益的好處

可為自費醫療（院所）帶來以下8項好處，分別是：

A. 提高患者（NP、OP）的忠誠度。

B. 具有較高的自費醫療品牌醫療（院所）行銷優勢。

C. 可減少危機發生時的損害。

D. 可擁有較高收益。

E. 患者會更在乎自費醫療品質而非自費醫療的價格。

F. 可獲得較多自費醫療（如國際醫療或醫療觀光）的通路合作機會與支援。

G. 可提升自費醫療（院所）品牌行銷溝通效果。

H. 可增加自費醫療（院所）品牌連鎖加盟發展機會。

獲取自費醫療品牌權益方法

1	2	3
建立品牌權益	延伸品牌權益	購買品牌權益

強化自費醫療品牌權益的好處

01 提高忠誠度

02 品牌行銷優勢

03 減少危機損害

04 擁有較高收益

05 在乎品質非價格

06 可獲通路合作機會與支援

07 提升品牌行銷溝通效果

08 增品牌連鎖加盟發展機會

Unit 14-3 自費醫療品牌知名度

品牌知名度為消費者認識或回想某一類產品的能力，品牌所具有的可靠性會影響到消費者考慮品牌選擇，因消費者會有所偏見地認為品牌可代表產品品質。

面自費醫療的品牌知名度（Brand Awareness），指的是潛在患者認識到或是回憶起醫療院所的一種能力。

自費醫療品牌知名度的層次

自費醫療的品牌知名度，可分為三個層次，分別是：

1. 品牌識別

這是品牌知名度中最低層次，但這是也最關鍵的層次，沒有品牌識別，就沒有品牌知名度。品牌識別可以讓潛在患者快速找到醫療院所熟悉的感覺。因品牌識別而有熟悉感，可以促使潛在患者成為新患者（NP）的就醫行為。

2. 品牌聯想

利益關係人不論是在有提示，或是沒有提示的狀況下，可以快速想起自費醫療品牌時，這就是一種品牌聯想。而且品牌聯想往往跟有較強的自費醫療品牌定位有關。

品牌聯想也會影響到患者的就醫療回診決策，因此要經由品牌定位建立正向且好評的品牌關聯性。

3. 首要（第一）意念

這是品牌知名度最高的層級，指的是在利益關係人心目中的地位，高於其他自費醫療品牌。因此具有高度的首要意念知名度，就具有高度的品牌知名度。

建立自費醫療品牌知名度

建立自費醫療品牌知名度的五種方法：

1. 要有品牌預算

經營自費醫療品牌一定需要有預算，從一開始的品牌識別系統到建立提升品牌知名度，都需要有預算的支持。

2. 強化品牌露出

不論是任何場合或是品牌行銷方式，在合理預算下，又合乎法律規範下，都應強力放送品牌，進而增加品牌認同感到品牌知名度。

3. 有效充分溝通

醫療院所需在虛實整合的品牌行銷中，有效且充分的與利益關係人進行自費醫療品牌溝通，進需拉近距離，建立品牌認同及品牌知名度。

4. 經營品牌公關

提升自費醫療品牌知名度，最具體可行的方法就是品牌公關活動，除了可以達到有效充分與利益關係人溝通外，更可強化與利益關係人的凝聚力及共識，建立品牌認同及知名度。

5. 運用品牌延伸

藉由自費醫療的品牌延伸，也可達到建立品牌知名度的效益。

這五種方法除了可以建立品牌知名度，同時也會因品牌知名度而增加患者就醫療回診量（率）。

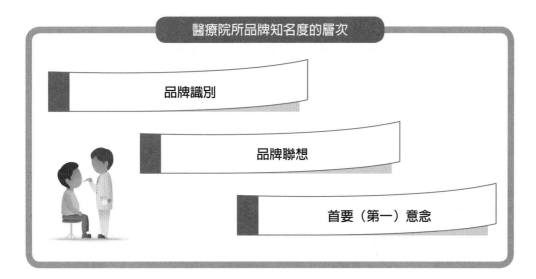

醫療院所品牌知名度的層次

品牌識別

品牌聯想

首要（第一）意念

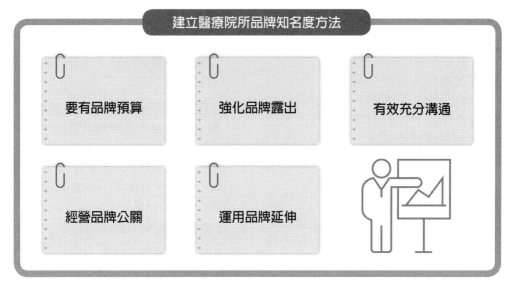

建立醫療院所品牌知名度方法

要有品牌預算

強化品牌露出

有效充分溝通

經營品牌公關

運用品牌延伸

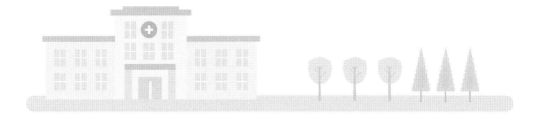

Unit 14-4 如何提升自費醫療品牌知名度的策略

提升品牌知名度時的策略為：

1. 有個與眾不同，令人難忘的自費醫療「品牌故事」，沒有故事會容易被遺忘，為了不要被遺忘，就要有一個令人難忘的自費醫療品牌故事，有故事才有差異化，需要從「人、使命、願景」的思路切入建構自費醫療的品牌故事。

2. 自費醫療品牌要有獨特有意涵的「品牌標語（Brand Slogan）」，有好的品牌標語，可以讓利益關係人琅琅上口，即時的聯想到自費醫療品牌；在設立品牌標語時，最好可以直接跟品牌故事有連結。

3. 善加運用「品牌公關活動」，有議題的品牌公關活動，可以促進與利益關係人的互動與溝通，藉此可以增加自費醫療品牌的知名度。又以社區公關最能拉近利益關係人的距離，增進品牌知名度。

4. 多參與「公益贊助活動」，由於是公益性質的贊助活動，藉此更能彰顯自費醫療品牌的知名度，在公益性的贊助活動，又以跟自費醫療有直接關聯性議題的贊助活動為佳，如此可直接帶動對自費醫療項目的認可，亦可直接提升品牌知名度。

提升自費醫療品牌知名度的原則

提升自費醫療品牌知名度的「五要原則」，有：

1. **要簡單**：對於品牌定位、訴求要簡單，便於讓利益關係人記憶。

2. **要直接**：在品牌傳播可以更直接，而不要過度包裝，直接可讓利益關係人容易留下好印象。

3. **要出奇致勝**：有創意有差異，就可出奇致勝，讓利益關係人人記得。

4. **要以醫療及服務為訴求**：聚焦在自費醫療及服務的品牌訴求，形塑專業形象，讓利益關係人有好感度。

5. **要有關聯性及記憶點**：任何的品牌議題、公益贊助、公關活動、事件行銷等，都要有關聯性且好記憶。

上述五要原則落實了，品牌知名度自然可提升。

提升自費醫療品牌知名度的注意事項

提升自費醫療品牌知名度的注意事項有：

1. **不要說的太多**：一定要記得言多必失，不可說太多言不及意的事。失焦了，品牌就不會有知名度。

2. **不要說的太少**：亦不可說太少，少到不知所云，沒對焦，品牌也會沒知名度可言。

3. **不要說的太精彩**：亦不可說的太精彩（易於浮誇），讓人沒有真實，品牌也會沒知名度可言。

4. **不要說的太平**：平淡就會無奇，讓人不感興趣想多了解，品牌也會沒知名度可言。

提升品牌知名度時的策略

1　令人難忘的自費醫療「品牌故事」

2　獨特有意涵的「品牌標語（Brand Slogan）」

3　善加運用「品牌公關活動」

4　多參與「公益贊助活動」

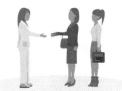

提提升自費醫療品牌知名度的「五要原則」

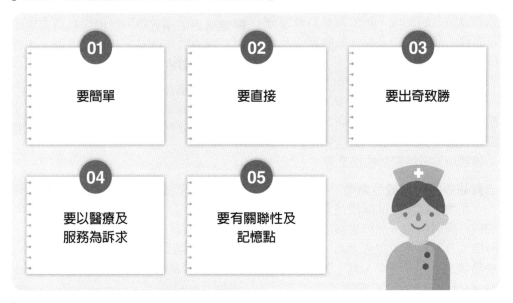

01 要簡單

02 要直接

03 要出奇致勝

04 要以醫療及服務為訴求

05 要有關聯性及記憶點

提升自費醫療品牌知名度的注意事項

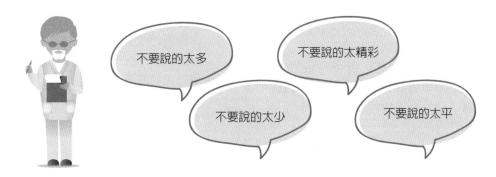

不要說的太多

不要說的太精彩

不要說的太少

不要說的太平

Unit 14-5 自費醫療品牌忠誠度

自費醫療品牌忠誠度（Brand Loyalty）

自費醫療品牌忠誠度指的是，患者在就醫回診決策中，表現出來對於某特定自費醫療品牌有偏好性的（而非隨意）行為反應。

這是一種重複行為的過程，也是一種心理決策及評估的過程。自費醫療品牌忠誠度的形成，是依賴於自費醫療及服務的品質、知名度、品牌聯想及傳播，它與患者本身的特性密切相關，是患者的就醫療回診經歷累積而成。

提高患者對於自費醫療品牌的忠誠度，對自費醫療長期經營與發展，及國際化經營、國際醫療、國際醫療觀光、品牌連鎖加盟經營都極為重要。

自費醫療品牌忠誠度類型

品牌忠誠度是品牌權益及品牌價值的核心關鍵所在，品牌忠誠度愈高，品牌權益及品牌價值就會愈高。從自費醫療品牌忠誠度光譜中，有「五大品牌忠誠度」類型：

1. 無品牌忠誠型患者

那裡便宜那裡去的自費醫療患者。如美白光療、雷射患者。

2. 習慣型患者

由於就醫具有就近性的特質，因此很多患者就會到特定自費醫療院所就醫，這只是一種習慣性就醫行為。

3. 情感型患者

跟習慣性就醫不同，而是在於對人、事、物等有某種情感因素，而促使到自費醫療院所就醫回診。

4. 滿意型患者

患者在就醫經驗中，因自費醫療院所提供令人滿意醫療及服務時，而會形成滿意就醫患者，意指，當下次就醫經驗感到不滿意時，就很容易換到別家自費醫療院所就醫。有高滿意度，才會有下次就醫療回診。

5. 忠誠型患者

當有高滿意度的就醫回診患者，才會有高的就醫療回診量（率），才會有高忠誠度。

品牌忠誠度的價值主要可反應在以下4方面：

1. 可降低自費醫療的品牌行銷成本，可增加自費醫療經營收益。
2. 可更容易吸引到潛在患者成為新患者（NP）。
3. 可提高發展自費醫療項目、國際醫療、國際醫療觀光、國際化品牌連鎖加盟的策略聯盟合作通路力及自費醫療市場開拓力。
4. 可強化提升在過度競爭市場中的競爭力及抗跌性。

█ 自費醫療品牌忠誠度類型

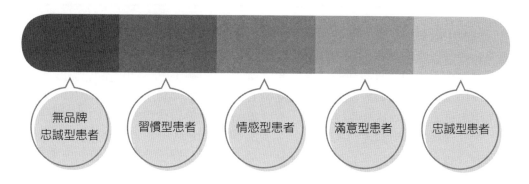

無品牌
忠誠型患者　習慣型患者　情感型患者　滿意型患者　忠誠型患者

█ 品牌忠誠度的價值反應

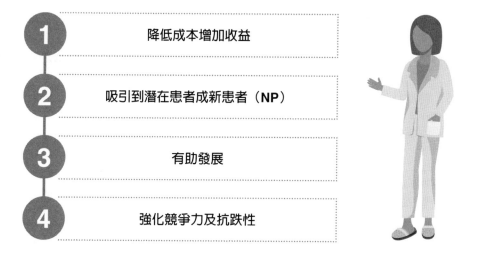

1 降低成本增加收益

2 吸引到潛在患者成新患者（NP）

3 有助發展

4 強化競爭力及抗跌性

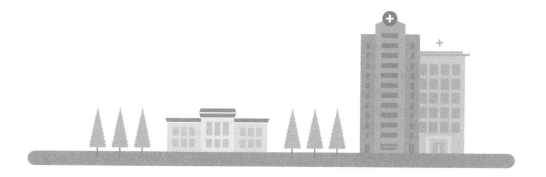

Unit 14-6 提高品牌忠誠度的策略

　　品牌忠誠度高，品牌價值就會跟著高，自費醫療院所最終是在為利益關係人創造更多的價值，且有利於培養患者的品牌忠誠，而品牌忠誠又會給醫療院所帶來長期經營效益及收益。

　　因此提高品牌忠誠度的策略有：

1. 落實「以患者為中心，以滿足患者需求為導向。」

　　這不是口號，而是需要源自於有這樣的經營理念、使命為出發點，並且要落實於日常營運之中。當忠者被感尊榮對待（滿意度高）時，患者對自費醫療品牌才會內化，才會有意願再回診就醫，忠誠度才會高。

2. 醫療科技、醫療技術不斷創新跟精進

　　如此可強化患者對自費醫療的依存關係，有好的依存關係，亦可提升忠誠度。

3. 提供物超所值的附加價值

　　除了自費醫療項目價值外，當有別家所沒有的附加價值（這也是一種差異化競爭優勢），可增加患者的就醫回診量，亦會提升品牌忠誠度。

4. 有效且充分的溝通

　　是建築在了解患者需求是什麼，並予以滿足需求，如此也可提升品牌忠誠度。

5. 創造出高轉換成本（Switching Cost）

　　給患者一個不能轉換（不可替代）品牌的訴求。這是留著患者增加患者黏著度的好透法，如此也可提升品牌忠誠度。

自費醫療的品牌忠誠度衡量指標

　　要衡量自費醫療品牌的忠誠度，可從以下五個指標衡量患者的忠誠度：

1. 患者就醫回診次數（量）。
2. 患者對於自費醫療價格的敏感度。
3. 患者對於主要競爭者的評價。
4. 患者對於醫療及服務品質的要求。
5. 患者願意主動推薦新患者態度及量。

滿意度與忠誠度關係

　　醫療院所經營有二大市場，一是社保醫療市場，二是自費醫療市場，兩者都會隨著競爭狀況影響到滿意度及忠誠度的關係：

1. 在完全不競爭（或是寡占市場）中，滿意度跟忠誠度成負相關。如急重症醫療，不論滿意度如何，一定要去某醫療院所給某醫生治療。
2. 在完全競爭市場中，滿意度跟忠誠度成正相關。如自費醫療的植牙，當第一次（第一顆）植牙滿意度低時，患者就不會有忠誠度，而下次（第二顆）植牙就不會來，而是會去別家醫療院所（被競爭者取代），在完全競爭的自費醫市場顯而易見。

　　因此，要先了解醫療所院所經營是那一種醫療市場及競爭狀況，才能有效提升患者忠誠度。

提高品牌忠誠度的策略

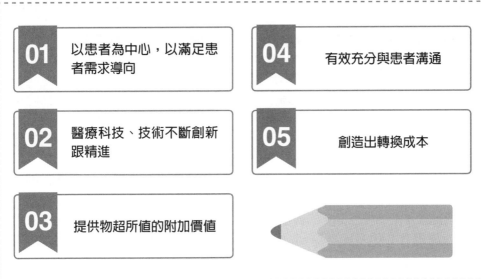

01 以患者為中心，以滿足患者需求導向

02 醫療科技、技術不斷創新跟精進

03 提供物超所值的附加價值

04 有效充分與患者溝通

05 創造出轉換成本

衡量自費醫療品牌忠誠度的指標

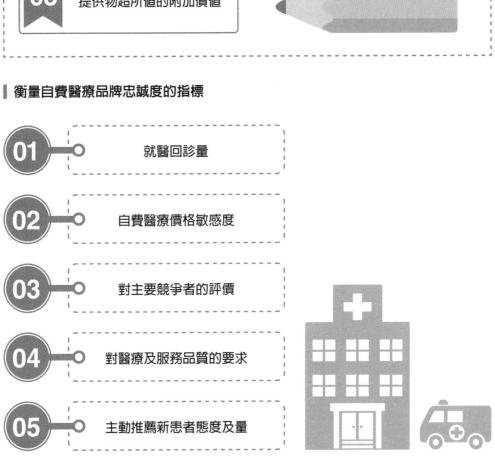

01 就醫回診量

02 自費醫療價格敏感度

03 對主要競爭者的評價

04 對醫療及服務品質的要求

05 主動推薦新患者態度及量

Unit 14-7 知覺品質

知覺品質（Perceived Quality）

患者對自費醫療品牌所提供醫療品質的評價，除了是理性依照自費醫療實用性判斷，也會根據就醫回診經驗，產生對自費醫療整體優越性的感性評價，這種不同於自費醫療實際品質的主觀判斷，就是「知覺品質」。

知覺品質可幫助患者對於自費醫療品牌的主觀判定，用來突顯與競爭者間不同自費醫療品牌差異化的醫療或服務，成為患者心中考慮就醫回診的品牌。

簡言之，知覺品質（Perceived Quality）是「患者對某一項自費醫療及服務的品質與附加價值，特定的優異程度的評價」，因此可知，知覺品質乃是患者對自費醫療及服務主觀認定所得出的結果。

知覺品質的構面，分成「優越性、可靠性、信賴性與一致性」四個構面因素。

患者對自費醫療及服務的知覺品質愈高時，亦會提高患者對自費醫療品牌的就醫回診意願。

自費醫療品牌的知覺品質

自費醫療品牌的知覺品質，可以從五項構面來評量：

1. **有形構面**：包括自費醫療品牌院所的實體醫療設備及裝置。
2. **可靠構面**：能夠落實履行對患者承諾的自費醫療及服務。
3. **反應構面**：自費醫療品牌提供患者服務的速度。
4. **保證構面**：自費醫療品牌團隊的專業能力、態度及值得信賴程度。
5. **關懷構面**：提供以患者為中心，滿足患者需求的自費醫療及服務，另外可提供個別關懷的程度。

正因為知覺品質是出自患者的主觀判斷，因此知覺品質的高低，會直接影響患者的品牌忠誠度、就醫決策，以及實際就醫療回診行為。

因此「知覺品質」被認為是決定品牌價值的最重要因素之一。

知覺品質構面

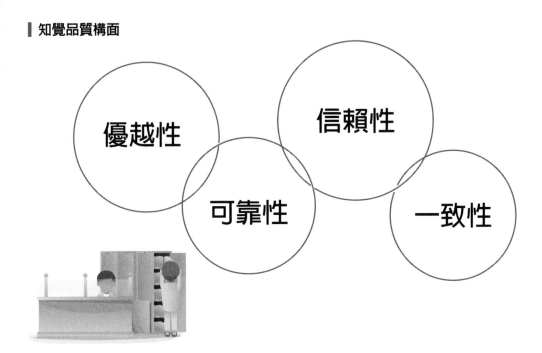

醫療院所的知覺品質評量構圖

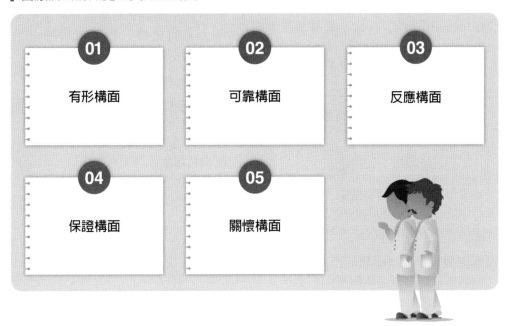

Unit 14-8 品牌聯想

　　品牌聯想（Brand Association），即是患者看到一特定自費醫療品牌時，從患者的記憶中所能被引發出對該品牌的任何想法，包括「感覺、經驗、評價、品牌定位」等；而這些想法可能是來自於患者者在日常生活中的各個層面，例如：患者本身的就醫經驗、朋友的口耳相傳、品牌行銷廣告以及市面上的各種推廣活動方式等。都可能在患者的心中樹立起根深蒂固的品牌形象，進而影響患者對該品牌的就醫療決策及行為。

　　品牌聯想是任何與品牌記憶相連結的事物，是對品牌的想法、感受，及期望等一連串的集合，可反映出品牌的風格或產品的認知。

　　品牌聯想是在記憶中信息節點（Informational Nodes）與品牌節點（Brand Node）的相連結，其包含了自費醫療品牌在患者心中的意義。

建立正面品牌聯想的重要性

　　就醫回診量跟自費醫療品牌聯想之間，具有強烈的相互關聯性，因此在塑造一自費醫品牌形象時，應透過各種不同的品牌行銷方式，為自費醫療品牌建立並累積正面的品牌聯想數，進而在患者心中形成持久性的品牌印象，藉此能鞏固品牌在市場中的競爭優勢。

建構自費醫療品牌聯想的方式

　　建構自費醫療品牌聯想的方式，主要可分為三種，分別是：

1. **講述品牌故事**：藉由講述自費醫療品牌故事，來增進患者對於自費醫療的品牌聯想。
2. **藉助自費醫療品牌代言人（品牌吉祥物／公仔）**：經由品牌代表人或是品牌公仔，可以拉進與利益關係人的距離，增進患者對於自費醫療品牌的聯想。
3. **建立品牌感動**：藉由品牌行銷、品牌公關活動來打動人心，進而增進患者的品牌聯想。

品牌聯想型態

　　自費醫療的品牌聯想型態可區分為十種：

1. **與自費醫療本身有關的有**：醫療屬性、特性、患者利益、醫療層級。
2. **與自費醫療本身無關的有**：無形屬性、相對價格、就醫療情境、患者、生活型態或個性。

衡量品牌聯想

　　如何衡量品牌聯想，可從三大構面衡量，有：

1. **屬性**：患者在就醫之餘，所認知到的自費醫療品牌是什麼。
2. **利益**：患者個人價值評量。
3. **態度**：患者對於自費醫療品牌整體評價。

品牌聯想的方式

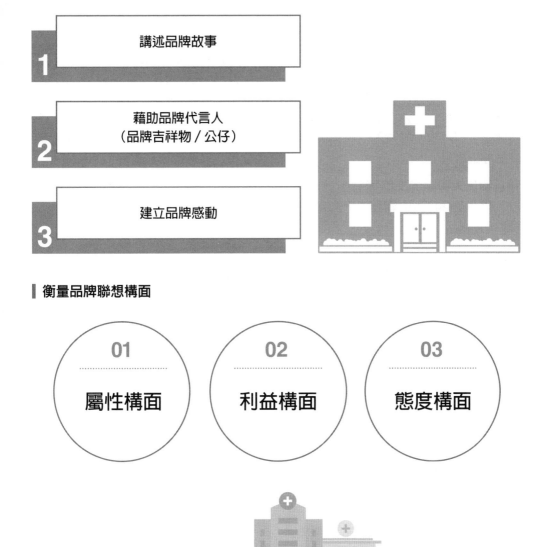

1 講述品牌故事

2 藉助品牌代言人
（品牌吉祥物 / 公仔）

3 建立品牌感動

衡量品牌聯想構面

01 屬性構面

02 利益構面

03 態度構面

Unit 14-9 自費醫療品牌權益衡量方式

自費醫療品牌權益，必須從醫療院所的利益關係人觀點來衡量，從利益關係人對自費醫療品牌的「認知、知識、識別、個性、形象、知名度、聯想、滿意度、忠誠度」等爲調查基礎，了解利益關係人對於自費醫療的品牌偏好、品牌態度來衡量品牌權益。

利益關係人觀點的品牌權益衡量模式

以利益關係人的觀點，來衡量品牌權益的模式眾多，其中主要的五種品牌權益衡量模式，有：

1. Aaker品牌權益衡量模式

Aaker（1991）提出，以利益關係人的觀點來衡量品牌權益。品牌權益是用來連結利益關係人對品牌名稱及符號的一種品牌資產與負債的集合。品牌權益衡量模式中有五項決定因素，分別是自費醫療「品牌忠誠度、品牌知名度、知覺品質、品牌聯想及其他品牌權益」。

2. Keller品牌權益衡量模式

Keller（1993）提出，以利益關係人爲基礎品牌權益衡量模式。認爲品牌權益是利益關係人對某一品牌的行銷效果刺激而反應在品牌知識的差異。所謂的「品牌知識」包涵了品牌知名度與品牌形象。

品牌知名度包括在無提示下的品牌記憶及在有提示下的品牌認識度；品牌形象則由不同的品牌聯想類型組成。品牌聯想有「品牌屬性、品牌利益及品牌態度」。

3. Simon & Sullivan品牌權益衡量法

Simon & Sullivan(1993)提出品牌權益衡量法，是一種財務的觀點，指在客觀的市場資訊基礎下，品牌結合產品與服務所產生的現金流量。由於是基於有形資產與無形資產累積而獲益，因此將品牌權益從無形資產畫分出來，可充分反應在市場未來期望的現金流量，是衡量品牌權益的有效方法之一。

4. Kapferer品牌權益衡量模式

Kapferer（1997）品牌權益模式，指出品牌權益是基於品牌與利益關係人之間的一種心理契約，是主動重複就醫回診的行爲。品牌名稱的好處是可以降低患者就醫回診的風險及不確定性。患者依賴品牌的就醫回診經驗，產生習慣性就醫回診行爲及醫療院所品牌偏好，進而產生自費醫療的品牌忠誠度。

5. 品牌權益追蹤模式

品牌權益追蹤模式，是以利益關係人對品牌知名度與使用狀況了解自費醫療品牌認知、態度與醫療滿意度，去進行自費醫療品牌權益的計算。經由量化患者滿意度的品牌效益與品牌知名度，來獲得品牌權益。品牌效益由醫療及服務滿意度、回診意願、價值認知、品牌偏好來衡量。而品牌知名度則以品牌記憶來衡量。

不論是從財務面或是行銷面衡量自費醫療品牌權益，最終是要協助自費醫療品牌在經營時，除累積品牌權益，創造品牌優勢，更應運用有效的品牌權益衡量模式，爲自費醫療品牌帶來好的經營效益。

Aaker品牌權益衡量模式

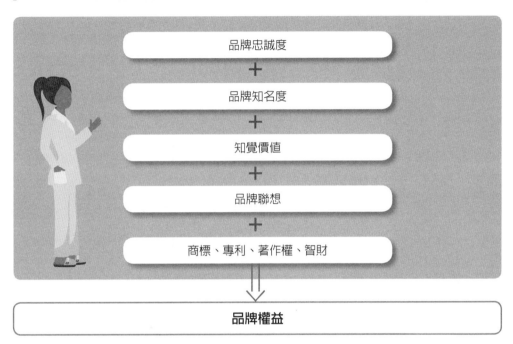

品牌忠誠度
＋
品牌知名度
＋
知覺價值
＋
品牌聯想
＋
商標、專利、著作權、智財

品牌權益

品牌知名度金字塔

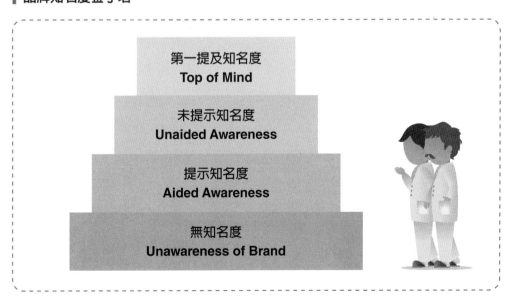

第一提及知名度
Top of Mind

未提示知名度
Unaided Awareness

提示知名度
Aided Awareness

無知名度
Unawareness of Brand

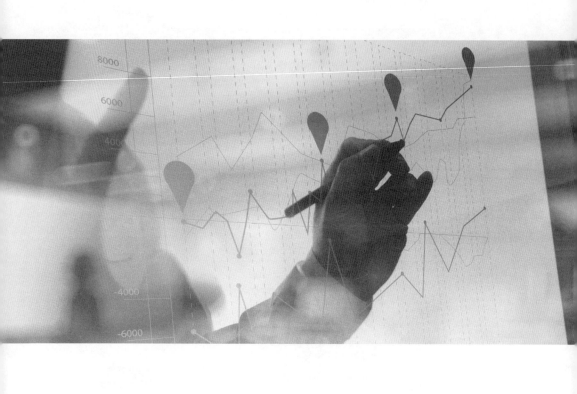

醫療院所品牌智慧資產

15

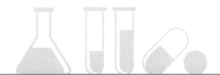

Unit 15-1 自費醫療（院所）的商標

醫療院所在經營自費醫療品牌的過程中，除了要提升「自費醫療（院所）品牌知名度、品牌忠誠度、品牌聯想、知覺品質」等，還要藉由強化自費醫療（院所）的「商標、著作、專利、智慧財產」等來提升品牌權益及品牌價值。

何謂自費醫療（院所）的商標

所謂的「商標（Trade Mark）」，是一般俗稱的「品牌」或「牌子」。商標的目的在於區別辨識商品或提供服務的特定來源，可使得一般民眾及閱聽眾（潛在患者）或患者在自費醫療院所就醫回診或接受服務時，可以由自費醫療（院所）的商標來知道提供的醫療院所是誰。

醫療院所的商標註冊後，具有以下四項功能：(1)可指示出來源或所有權；(2)可保證醫療、產品或服務擁有一定水平的品質或特性；(3)同時可用於對外的廣告宣傳；(4)可達到保護品牌，阻止仿冒的功能。另外理想的商標設計需要有三要件。

自費醫療（院所）註冊商標

自費醫療（院所）的商標可以是文字（中文或外文）、圖形、顏色或其結合式，此外還可以有立體商標以及聲音商標，其中文字建議一定要的，以便消費者能唸得出來。

商標不一定要註冊。未註冊的商標在投入市場使用後，取決於當地法律，也可能獲得一定保護。但註冊過的商標能獲得更多的保護。構成商標的可以是文字、圖形、符號、立體標記（如產品的形狀和包裝）、有聲標誌（如音樂聲或聲音），也可以是香味或具區別特徵的顏色，也可包括網域註冊商標，以及上述要素的組合，均可作為醫療院所的商標申請註冊。經國家核准註冊的商標為「註冊商標」，受法律保護（屬地主義）。

在有採用「商標註冊標示」的國家，如美國，會用圖形「®」表示某個商標經過註冊，並受法律保護，稱作「主要註冊」。圖形「TM」常用來指某個標誌未經註冊通過而作為商標使用，僅具描述性質，可申請「輔助註冊」避免日後其他類似商標註冊混淆，但標示使用上不限商標是否註冊通過。另外，尚有「SM」的服務商標。目前兩岸三地商標法規中，中國大陸有明確規範用「®」及圈內中文化的「注」來表示已申請註冊的商標，香港和臺灣則無。商標類型有：(1)商標、(2)證明標章、(3)團體標章、(4)團體商標等，四大類型。

自費醫療（院所）的商標策略

自費醫療（院所）的經營不應只著重在單一的自費醫療（院所）名稱及圖騰（Logo），可重新檢視及定位，擬定新的商標策略：

1. 因應自費醫療（院所）的品牌策略而生，二者策略具有相輔相成的效應。

2. 自費醫療（院所）應發展「醫療院所層級、科別層級、自費醫療層級、特殊醫療層級」等具策略性的品牌及商標。

3. 自費醫療（院所）國際化發展前，應預先在發展的國家申請註冊商標（屬地主義），可避免萬一被先註冊而無法使用的困境。

自費醫療（院所）經營在長期發展，除了是要累積自費醫療（院所）的品牌價值外，更需要關注在自費醫療（院所）的商標策略及應用，進而可提升品牌權益及品牌價值的綜效。

商標的形態

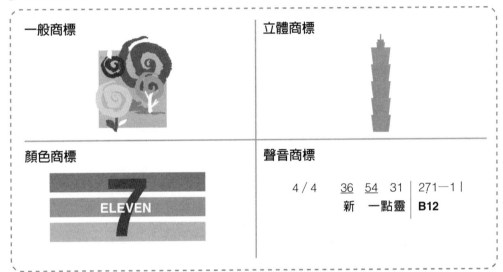

一般商標

立體商標

顏色商標

ELEVEN

聲音商標

4 / 4　　36　54　31　｜271－1｜
新　一點靈　**B12**

理想商標的設計條件

1 識別性　2 同一性　3 造形性

商標（標章）種類

1	商標	3	團體標章
2	證明標章	4	團體商標

Unit 15-2 自費醫療（院所）的著作

　　自費醫療（院所）在提升的品牌權益時，亦可藉由強化自費醫療（院所）的「著作」來提升自費醫療（院所）的品牌權益跟品牌價值。

什麼是著作權

　　著作權，分為「著作人格權」與「著作財產權」。其中著作人格權的內涵包括了「公開發表權、姓名表示權及禁止他人以扭曲、變更方式，利用著作損害著作人名譽的權利」。著作財產權是「無形的財產權」，是基於人類知識所產生的權利，故屬知識產權的一種，包括「重製權、公開口述權、公開播送權、公開上映權、公開演出權、公開傳輸權、公開展示權、改作權、散布權、出租權等」。

著作權客體

　　著作權客體包含「語文著作、音樂著作、戲劇、舞蹈著作、美術著作、攝影著作、圖形著作、視聽著作、錄音著作、建築著作、電腦程式著作」等，都可受到著作權法的保護。也有不受著作權法保護的有「概念與表述的區分是指著作權不保護概念」，著作權只保護由此概念發展出來的表述。

著作權保障

　　著作權要保障的是思想的表達形式，而不是保護思想本身，因為在保障著作財產權是專屬私人之財產權利益的同時，尚須兼顧人類文明之累積與知識及資訊之傳播，從而演算法、數學方法、技術或機器的設計，均不屬著作權所要保障的對象。

　　著作權是有期限的權利，在一定期限經過後，著作財產權即歸於失效，而屬公共領域，任何人皆可自由利用。在著作權的保護期間內，即使未獲作者同意，只要符合「合理使用」的規定，亦可利用。凡此規定皆在平衡著作人與社會對作品進一步使用之利益。

著作權與版權

　　著作權曾被稱為版權，版權最初的涵義是copyright（版和權），也就是複製權。此乃因在過去印刷術的不普及，當時社會認為附隨於著作物最重要之權利莫過於將之印刷出版之權，故有此稱呼。不過隨著時代演進及科技的進步，著作的種類逐漸增加。

自費醫療（院所）的著作權策略

　　自費醫療（院所）由於是醫療專業，因此常會在醫療相關學會發表論文，除提升自費醫療院所的學術形象外，應該要有更宏觀的著作權策略來經營，藉以提升自費醫療（院所）整體的品牌權益及品牌價值，自費醫療（院所）著作權策略有：

1. **院所層級**：出版發行醫療院所品牌經營的著作。
2. **科別層級**：可發行主力科別為訴求的著作。
3. **個人層級**：可為權威醫生出版發行著作。

4. **自費醫療層級**：出版發行自費醫療（如國際醫療、醫療觀光）著作。

5. **特殊醫療層級**：出版特殊醫療（重症醫療、器官移植）專業著作。

除可藉以吸引目標市場的閱聽眾，更可提升品牌形象、知名度及品牌價值。當侵犯著作之罰則。

▌理想商標的設計條件

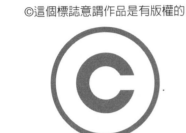

©這個標誌意謂作品是有版權的

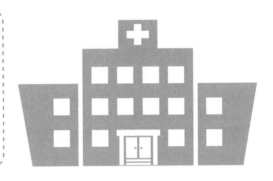

▌侵犯中華民國著作權之罪則

法律名稱	條文
著作權法	**第九十一條** 擅自以重製之方法侵害他人之著作財產權者，處三年以下有期徒刑、拘役，或科或併科新臺幣七十五萬元以下罰金。意圖銷售或出租而擅自以重製之方法侵害他人之著作財產權者，處六月以上五年以下有期徒刑，得併科新臺幣二十萬元以上二百萬元以下罰金。以重製於光碟之方法犯前項之罪者，處六月以上五年以下有期徒刑，得併科新臺幣五十萬元以上五百萬元以下罰金。
	第九十二條 擅自以公開口述、公開播送、公開上映、公開演出、公開展示、改作、編輯或出租之方法侵害他人之著作權財產權者，處三年以下有期徒刑，得併科新台幣十五萬元以下罰金。
	第九十三條 有下列情形之一者，處二年以下有期徒刑、拘役，或科或併科新臺幣五十萬元以下罰金：一、侵害第十五條至第十七條規定之著作人格權者。二、違反第七十條規定者。三、以第八十七條第一項第一款、第三款、第五款或第六款方法之一侵害他人之著作權者。但第九十一條之一第二項及第三項規定情形，不在此限。四、違反第八十七條第一項第七款規定者。
	第九十五條 違反第一百十二條規定者，處一年以下有期徒刑、拘役，或科或併科新臺幣二萬元以上二十五萬元以下罰金。
	第九十六條 違反第五十九條第二項或第六十四條規定者，科新台幣五萬元以下罰金。

Unit 15-3 自費醫療（院所）的專利

醫療院所在經營品牌權益與價值時，也可以藉由強化自費醫療（院所）的「專利」來提升品牌權益跟品牌價值。

自費醫療（院所）與專利

醫療院所是以維護人民的身心健康為主，因此對於救治人類疾病的醫療「診斷、治療、外科手術」等創新方法，是否可以申請專利？受到專利法的保護？都涉及專利政策、醫師倫理及民眾利益等主要價值之爭。

依據中華民國的專利法第24條第2款明文規定「人類或動物之診斷、治療或外科手術方法。」，醫療方法屬於「法定不予專利」事項，而在專利法上述立法理由則以「醫療方法不具產業利用性」為不予專利保護之基礎。

何謂專利

專利必須符合「專利三性：產業利用性、新穎性、進步性」，又專利分為兩大類，一是「功能性專利」，二是「設計專利」。功能性專利有「發明專利」及「新型專利」兩種，用以保護發明的功能。「設計專利」用以保護產品外觀設計。「設計專利」可以針對產品的外觀形狀、花紋、色彩來進行保護。

專利申請

專利到底可以保護什麼樣的發明？精確而言專利是用來保護發明人所想出來的點子。想申請專利的產品並不需要是什麼樣高深的技術，重點在於要是一個「新點子」。即便是組合現有的元件做成一新產品，都算是新點子，其實大部分核准的專利都是利用現有的技術來發明的。除了需要具有新點子之外，若要核准專利還需要被認定這個點子並不是「顯而易知」就可想到的，而此判斷的標準因人而異，也跟怎麼撰寫專利說明書的方式有關。

「設計專利」在申請程序上比較簡單，基本上只需繳交產品的六面圖及一立體圖即可，一旦取得設計專利證書，就可以對仿冒產品設計的仿冒者採取法律行動。而申請「功能性專利」就需要準備敘述發明重點的專利說明書及圖式。

醫療院所的國際專利布局

醫療院所希望醫療產品也可在國外受到保護，則申請國外專利是必須的，但有許多注意事項需要考慮。由於申請國外專利的費用較高，建議專利申請前應該思考是否具有未來性及發展商機。若決定要申請多國家的專利（屬地主義）時，也須先進行各國的專利檢索，不但可以了解相同點子是否已無被他人申請，還可以規劃撰寫的角度以便增加專利的核准率。

自費醫療（院所）的專利策略

自費醫療（院所）在發展專利的策略上，需要先排除專利法第24條第2款明文規定「人類或動物之診斷、治療或外科手術方法。」屬於法定不予專利事項為前提下，發展專利策略：

1. 發展輔助自費醫療為題的專利策略。
2. 醫療方法以外，可延伸應用的專利申請。
3. 可申請多國專利，以利後續國際化發展。

專利申請權歸屬

　　不同的專利申請狀態，會有不同的專利申請權歸屬。

▎醫療院所不得申請專利之規定

法律名稱	條文
專利法	專利法第24條（不予發明專利之款項）【發明專利權舉發】 http://www.6law.idv.tw/6law/law/%E5%B0%88%E5%88%A9%E6%B3%95.htm - c71 下列各款，不予發明專利： 1. 動、植物及生產動、植物之主要生物學方法。但微生物學之生產方法，不在此限。 2. 人類或動物之診斷、治療或外科手術方法。 3. 妨害公共秩序或善良風俗者。

▎專利三性

01 產業利用性
可供產業上利用。

02 新穎性
申請前無見於刊物、公開使用、已為公眾所知悉。

03 進步性（創作性）
不是運用申請前既有之技術或知識。

▎專利申請權歸屬

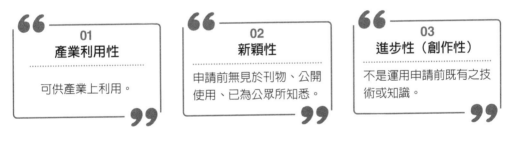

01 發明、新型、設計
發明人、創作人、受讓人或繼承人

02 職務上發明、新型、設計
僱用人或依契約訂定者

03 非職務上發明、新型、設計
受僱人

04 出資完成之發明、新型、設計
依契約約定（例外情形：發明人／創作人）

Unit 15-4 自費醫療（院所）的智財

　　醫療院所還可以藉由強化自費醫療（院所）的「智慧財產」來提升自費醫療（院所）的品牌權益及品牌價值。

財產的分類

　　財產的分類，可分為「有形的財產」跟「無形的財產」。所謂「無形的財產」，指的是「人類在思想進行創作活動而產生的精神上、智慧上的無形產物」。而為了保護這些由人類精神智慧產物賦與創作人得到專屬享有的權利，稱之「智慧財產權（Intellectual Property Rights, IPR）」，而主要的智慧財產權類型（標的）有「商標權、著作權、專利權、營業祕密、積體電路布局」等。侵害他人智慧財產權的違法行為，與侵害他人有形財產之結果是相同的，在法律責任上，除了須對權利人負民事的損害賠償責任外，刑事上也要受到處罰。

智慧財產權

　　智慧財產權，係指人類精神活動之成果而能產生財產上之價值者，並由法律所創設之一種權利，且智慧財產權具有三大特性，有「抽象性、人格性、專用性」。因此，智慧財產權必須兼具「人類精神活動成果」，以及能「產生財產上價值」的特性。就「人類精神活動成果」而言，如果僅是體力勞累，而無精神智慧之投注，例如僅做資料之辛苦蒐集，而無創意之分類、檢索，並不足以構成「人類精神活動成果」。又「人類精神活動成果」如不能「產生財產上價值」，亦無以法律保護的必要，

必須要具有「財產上的價值」，才有如一般財產加以保護之必要。

智慧財產權目的

　　智慧財產權立法目的，在於透過法律，提供創作或發明人專屬排他的權利，使得自行就其智慧成果加以利用，或授權他人利用，以獲得經濟上或名聲上之回報，鼓勵有能力創作發明人願意完成更多更好的智慧成果，供社會大眾之利用，提升人類經濟、文化及科技之發展。

自費醫療（院所）的智慧財產權策略

　　醫療院所在經營自費醫療，來提升自費醫療（院所）品牌權益及品牌價值外，醫療院所可以善加應用及經營相關自費醫療（院所）智慧財產權中主要標的（商標權、著作權、專利權、營業祕密），才能更精實經營及增加品牌權益與品牌價值。

　　自費醫療（院所）的智慧財產權策略有：

1. 商標權策略：可發展多元化的商標，藉以區隔不同醫療市場需求。
2. 著作權策略：依利益關係人需求不同，出版發行相關著作。
3. 專利權策略：以發展輔助醫療為訴求的專利。
4. 營業祕密策略：藉由營業祕密管理，確保競爭優勢。

　　在發展醫療院所智慧財產權策略時，可從自費醫療（院所）的「研發、經營」成果看智財權型態，同時也須注意預算的控管。

▌提升品牌知名度時的策略

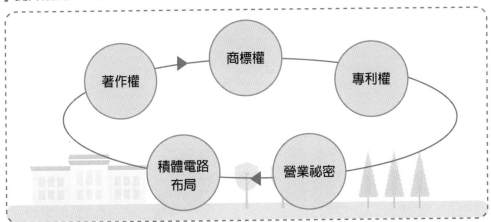

▌提升品牌知名度時的策略

抽象性	人格性	專用性
智慧財產權，亦稱無體財產權，保護客體並不以具有「有形體」為主。	不僅保護財產方面的權利，亦兼顧精神層面的保護，提供創作人或發明人在人格方面之保護。	權利人於法律規定範圍內，專有智慧財產的權利，並可排除他人行使該權利。

▌從自費醫療「研發、經營」成果看智財權表現形態

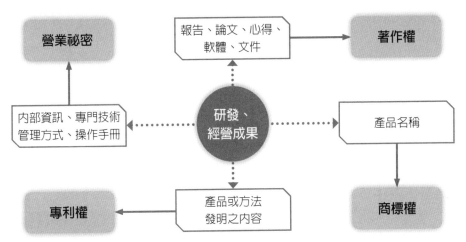

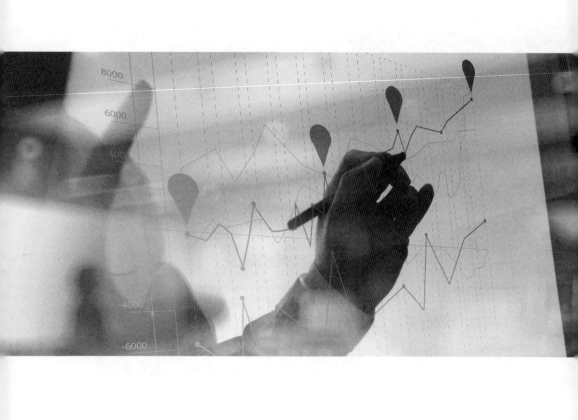

醫療院所品牌鑑價

16

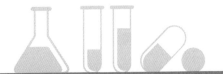

Unit 16-1 自費醫療品牌鑑價

品牌是無形資產

由於品牌屬無形財產，然無形資產廣義而言，係指具有價值，但本質上不具實體之資產，至於狹義之無形資產，則為智慧財產權，包含世界智慧所有權機構（WIPO）所認同的項目：⑴學術有關之著作、錄音與播放。⑵人類活動有關的發明。⑶科學上之發現；⑷商標等商業上的表示。⑸防止不當競爭有關之權利。⑹從產業學術文藝美術等智慧活動所產生的一切權利。

在鑑價過程中，由於無形資產的成本不易估算，又缺乏交易市場，所以無法以傳統方式評價。

無形資產的定義

無形資產、智慧財產與品牌權益之關係，在國際財務報告準則公報（IAS38）將無形資產定義為，沒有實體但可以識別之非貨幣性資產。

無形資產分類

無形資產分為六大類：⑴涵蓋客戶名錄、行銷通路、銀行借貸關係、商譽、品牌等「客戶與市場」面。⑵包含合約、契約、許可權之「合約」面。⑶體現在電腦軟體、配方、製程、藍圖、技術手冊、資料庫、生產線、研發know-how等「技術」面。⑷表徵在專利權、著作權與商標權之「法律」面。⑸擁有經驗員工、技術專家、管理團隊成員等「人力資源」面。⑹具有募資能力、良好信貸、與政府關係等法人組織與財務面相關資產，無形資產之會計處理。

無形資產取得方式

無形資產之取得，除了內部形成外，外部取得有單獨取得、企業合併取得、政府捐助取得和資產交換取得等四種方式。

根據37號會計公報規定，無形資產之資本化，必須滿足資產可供辨識（必須結構化與法律化）、可被企業（醫療院所）控制（組織資本化與結構資本化）與具有未來經濟效益（商業價值）等3個定義，以及未來經濟效益很有可能流入企業和成本可衡量等二個認列條件。

無形資產之評價

無形資產之基本評價方法，有成本法、市場法與收益法等三種。其中：

1. 成本法強調由資產投入面衡量其價值。
2. 收益法側重產出面分析。
3. 市場法則是參考市場中可類比對象加以決定。

截至目前，無形資產評價方法與流程仍未有一套公認的標準，而且成本法、市場法或收益法之評價，各有其理論依據與適用對象。比方說收益法之理論正確，但應用困難度高，成本法只反應投入面價值，較缺乏決策攸關性，至於市場法是實務界比較普遍的評價法。

無形資產之會計處理

項目	專利權	著作權	商標權	品牌
入帳原則	・外購者依取得成本認列為無形資產 ・自行研究發明者之研究支出，應全部列為費用；發展支出合於認列條件者得資本化為資產 ・申請專利時所繳納的申請費用等，皆為專利權成本，認列為無形資產 ・受贈之專利權，依公平價值入帳	・購買者可入帳 ・自行創作者其成本不得資本化	・向外購買者可入帳 ・自行發展者如律師費用、登記費、設計成本、諮詢費用、訴訟成功之法律成本，皆不得資本化	・單獨取得者可認列為無形資產 ・合併取得者可認列為無形資產 ・內部產生或取得後之後續支出，不得認列為無形資產
入帳方法	成本法			
耐用年限	有限耐用年限		非確定耐用年限	
資產撤銷	應撤銷		不撤銷	
資產減損測試	於資產負債日評估是否有減損跡象，若有則進行減損測試		無論是否有減損跡象，應於每年定期進行減損測試	
減損損失	可迴轉減損損失			

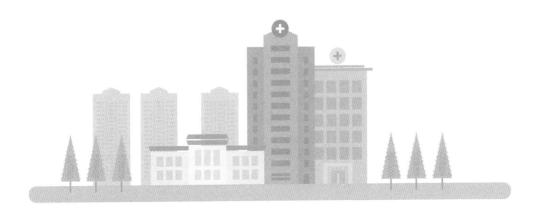

Unit 16-2 自費醫療品牌權益之衡量方法

目前品牌權益之衡量方法，有財務與行銷面，然較常被各國使用之方法，仍以歷史成本法、未來盈餘折現法、盈餘乘數法、現金流量折現法、重置成本法、市場價值法等財務會計觀點居多，反而採消費者評價法及價格溢酬法等行銷觀點較為少見。

「財務觀點」的品牌鑑價

1. 歷史成本法

依據某一期間，與該品牌有同等或類似特性的其他品牌相比，對某一品牌創造所投入的行銷、廣告費用、研發費用及其他投入等歷史成本加以評價。

2. 未來盈餘折現法

將品牌資產所產生的未來盈餘，利用折現值加以求出，而未來盈餘的預估則是依據過去營運績效。

3. 盈餘乘數法

利用基期年發展出一個盈餘乘數，或直接以過去特定年度利潤的平均值乘以品牌權重，藉以預測該品牌的未來價值，其中，品牌權重是根據市場占有率、廣告支出等歷史資料得知，再輔以其他因素之個人判斷。

4. 現金流量折現法

利用未來一定期間內（3～5年）之現金流量加以折現，此方法之優點為容易計算且方便，然其缺點為對品牌未來須做許多預測和評估。

5. 重置成本法

重置成本法是按品牌的現實重新開發創造成本，減去其各項損耗價值來確定品牌價值的方法。

6. 市場價值法

市價法對資產進行評估需要具備兩個必要的條件，一是需要有一個充分發育的資產市場，另一個是被評估的資產的參照物及可比較的指標、技術參數資料可搜集。

「行銷觀點」的品牌鑑價

1. 消費者評價

考量品牌名稱、品牌偏好、品牌態度對於購買意願的影響，若消費者受到品牌名稱的正面影響，將反映在品牌對銷售額增加的邊際價值。

2. 價格溢酬法

比較市場上有品牌與無品牌產品之價格溢酬，再估計其利潤或現金流量的增量，或是研究消費者對不同屬性和特徵產品所願意支付的價格。

各品牌權益衡量方法之比較

項目	方法	衡量內容	優點	缺點
財務	歷史成本法	投入的行銷廣告及研發成本	1. 反映投入之價值 2. 資料取得可靠穩健	1. 成本高 2. 缺乏決策攸關性及忽略現況和法令保護
	重置成本法	建立成功品牌的成本	1. 考量重新自內部產生標的資產之成本 2. 資訊價值較歷史成本法高	1. 須就經濟上過時陳舊因素加以調整,難度相當高 2. 資訊可靠性相對低
	併購價格法	併購價格	計算相對客觀	不同品牌資產所有者,各有不同使用能力。
	盈餘乘數法	基期盈餘乘以盈餘乘數	考量公司未來潛在盈餘	基期盈餘資料效度可能有問題
	市場價值法	市價	計算相對客觀	市價取得不易且波動度大
	權利金支付法	估計可類比品牌之授權金,並加以調整	綜合運用市場法與收益法,亦即估算授權金比例時採市場法,推估未來可收取之權利金現值時,則運用收益法	找出可類比品牌之授權交易有其困難性
	未來盈餘折現法	依品牌未來獲得之盈餘計算	依損益表盈餘估算,可減少由外部取得資料之困擾	折現率不易衡量
	現金流量折現法	預期未來現金流量並加以折現	屬於理性的「向前看」與「向錢看」之價值分析法	估計未來現金流量之困難度高,風險調整後之折現率不易衡量。
行銷	價格溢酬法	有品牌與無品牌之比較	可反映消費者對品牌之評價	缺乏相對應之品牌可供比較
	消費者評價	調查消費者的偏好、態度或購買意願	客觀反應消費者對品牌之評價	無法將顧客評價,以數字轉換成公司預估的利潤,而且缺乏財務性數字作為參考

重置成本

全新品牌所需的成本	品牌評估價值=品牌重置成本×成新率按來源管道
外購品牌的重置成本	品牌帳面原值×(評估時物價指數 / 品牌購置時物價指數)

Unit 16-3 英國 Interbrand 鑑價

英國InterBrand品牌鑑價

英國Interbrand是全球最知名的品牌鑑價公司，Interbrand品牌鑑價基礎是結合財務與行銷觀點，鑑價方法是採納未來盈餘折現法及消費者評價法，利用未來3～5年的預測財報資料加以折現，藉以了解品牌對於消費者的影響力。在品牌鑑價時，會就市場區隔、財務分析、需求分析及競爭者的評價進行比較，最後再求出品牌總價值。

InterBrand品牌鑑價特性

Interbrand為了確認品牌的競爭優勢與劣勢，乃針對競爭者品牌進行風險評估，反映出預期未來收益的風險，藉以導出品牌強度，以作為品牌特定折現率的計算指標。

品牌鑑價的方式上要求兼顧下列特性：

1. 包含行銷、財務及法律等層面。
2. 遵循基本會計觀點。
3. 可以在一個一致性的基礎上進行週期性的再評估。
4. 針對購買的品牌及自身發展的品牌均適用。

因此Interbrand的鑑價方式不只是針對財務面，亦包含其他需要列入考慮的層面。

InterBrand品牌鑑價步驟

先假設品牌的價值來自於未來擁有該品牌的利益現值，因此必須先確定未來的利潤以及用以計算出現值的折算率，此折算率的大小則是針對通貨膨脹率與風險的大小加以調整。因此，其品牌鑑價步驟如下：

1. 算出屬於該品牌利潤，與品牌不相關的利潤應予扣除，建議以最近三年來的利潤平均數為依據。
2. 以品牌強度進行品牌利潤的調整指標。

品牌強度

品牌強度有七個構面，分別是：(1)市場領導地位（Leadership）；(2)市場（Market）；(3)品牌穩定性（Stability）；(4)廣告與促銷的支援（Support）；(5)法令保護（Protection）；(6)趨勢（Trend）(7)國際性（International）意指國際性的品牌較國內或地區性品牌更具有價值。

InterBrand指出品牌強度七大構面權重分配，市場領導地位及國際性各占25分，品牌穩定性占15分，市場、趨勢及廣告與促銷的支援各占10分，法令保護5分，合計100分。

未來收益對品牌鑑價的影響

InterBrand公司認為，應該以未來收益為品牌鑑價基礎。為確定品牌的未來收益，需進行財務分析及市場分析。

由於品牌未來收益是基於品牌的近期及過去業績與市場未來的可能變動而做出的估計，品牌強度越大，其估計的未來收益成為現實收益的可能性就越大，因此在未來收益貼現時，對強度大的品牌應採用較低的貼現率；反之，品牌強度越小，其估計的未來收益成為現實收益的可能性就越小。

因此在未來收益貼現時則應採用較高的貼現率。結合品牌所創造的未來收益和依據品牌強度所確定的貼現率，就可計算出品牌的現時價值。

InterBrand品牌鑑價法

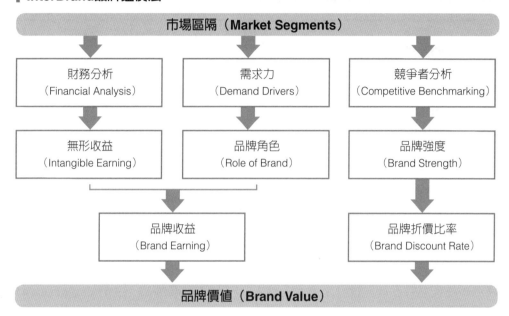

InterBrand品牌鑑價特性

① 行銷、財務、法律

② 遵循基本會計觀點

③ 一致性週期性評估

④ 購買的品牌及自身發展品牌均適用

InterBrand品牌強度七大構面

構面	權重	子構面	操作準則
品牌領導力 （brand leadership）	25%	市占率、知名度、品牌定位、競爭者輪廓	市占率、市場定位、相對市長占有率、市場區隔、結構、未來方向
品牌穩定力 （brand stability）	15%	品牌壽命、連貫性、一致性、品牌個性、風險	品牌歷史、目前定位、未來發展
品牌所在市場 （market）	10%	市場本質、市場規模、市場動態、進入障礙	市場競爭結構、產值與交易量、市場動態前景
品牌國際化 (internation reach of brand)	25%	地理分布、國際定位、相對市占率、聲望、願景	出口歷史、國外市場現況、全球布局
品牌趨勢 （brand trend）	10%	長崎市占率表現、品牌績效規劃、品牌規劃敏感度、競爭行動	發展—銷售量、市占率，地位—競爭趨勢，規劃—發展計畫
行銷活動支持 （marketing support）	10%	品牌訊號一致性、廣宣費用一致性、廣宣支出在同業之上、握有品牌經銷權	品質持續性、廣告活動、銷售促銷策略
品牌法令保護 (legal protection of brand)	5%	商標權註冊、品牌識別系統或其他智慧財產權	註冊權、名稱權等

Unit 16-4 德國 BBDO 鑑價

德國BBDO品牌鑑價

德國BBDO屬於Omnicom（OMG）集團，在全球76個國家設立345家分公司，德國BBDO公司是全球最大廣告代理商之一。BBDO 認為品牌是企業的保證，當企業面對全世界，品牌就像是產品和服務的一個永不犯錯符號。從消費者角度，品牌可以幫助消費者提供產品的資訊，藉此降低購買風險，達到以信賴為基礎的關係行銷。從企業（醫療院所）觀點，品牌可以幫助企業創造重要的價值，尤其在市場區隔上，品牌助益良多，投資品牌就如同投資未來或企業的最重要資產。

BBDO品牌鑑價模式

德國BBDO公司認為品牌的重要性及成功貢獻，通常表現在它的財務價值，因此品牌鑑價應從財務與行銷的綜合觀點加以評估，其計算基礎則採用現金流量法。

BBDO品牌鑑價三大步驟五大階段

BBDO之品牌鑑價同時考量過去、現在及未來三個期間之現金流量，不因偏重某一時期而失去客觀準確性，BBDO以過去3年的平均稅前盈餘推估品牌的潛在價值，並以現金流量法作為計算基礎。品牌鑑價步驟，，可分為：
1. 先求出營業利潤。
2. 求取毛現金流量。
3. 以折現值表示品牌價值高低。

並著重五大構面：

1. **市場品質（Market Quality）**：在於描述品牌營運的環境，並依照品牌型態的不同，分別評估品牌在該產業及相關市場之品質。
2. **相關市場優勢（Dominance of Relevant Market）**：係指與競爭品牌操控系統品牌控制系統品牌螢幕品牌價值系統企業在相同領域市場中，品牌之銷售價值可以發揮品牌在相關市場的潛在優勢，以及與競爭者相較之下，該公司的品牌強度。
3. **品牌國際導向（International Orientation）**：由品牌的總銷售量，估計其國際銷售量所占比例，以作為品牌全球發展能力的指標。
4. **品牌地位（Brand Status）**：表現出顧客對品牌強度及品牌魅力。
5. **財務基礎（Monetary Basis）**：呈現品牌潛在加值的指標。

BBDO計算非財務品牌權益流程

BBDO在計算非財務品牌權益時，為確保資料的整體性與彈性，基本上可以區分成四個流程：
1. 品牌之評價必須找出要做品牌鑑價的原因。
2. 定義品牌類型是單純的產品品牌，或是共同品牌。
3. 透過BBDO五階段模型（BBDO Five-level Model），確認品牌的特殊地位。
4. 確立各影響品牌要素之權重高低。

BBDO品牌鑑價三大步驟

| 先求出
營業利潤 | 求取
毛現金流量 | 以折現值表示
品牌價值高低 |

BBDO五階段品牌鑑價

1　市場品質（Market Quality）

2　相關市場優勢
（Dominance of Relevant Market）

3　品牌國際導向
（International Orientation）

4　品牌地位（Brand Status）

5　財務基礎（Monetary Basis）

BBDO計算非財務品牌權益流程

1　找出品牌鑑價的原因

3　確認品牌的特殊地位

2　定義品牌類型

4　確立權重高低

BBDO五階段非財務品牌的鑑價模式

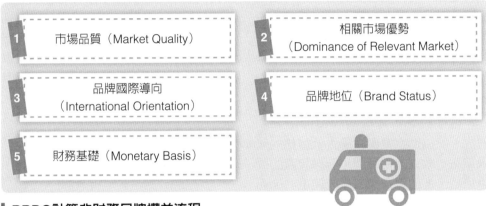

傳送者	傳送者／ 接收者	傳送者對 接受者之 角色說明	傳送者與 接受者互動	接受者對 傳送者之 價值詮釋
品牌製品	品牌產品	品牌地位	品牌一致性	品牌信仰
功能地位 品質不變程度 商標法律保護	市場地位 高程度認知 高程度分布	消費者價值觀地位 品牌優勢 品牌品質 品牌組合獨特性 品牌個性	一致性地位 品牌附屬物 品牌聲望 品牌溝通 品牌信任 品牌獨特性 品牌一致性 品牌忠誠度	信仰地位 品牌價值 品牌社會價值 品牌生命價值 （不朽、經典、 獨創、長久、成 就性）

Unit 16-5 日本 Hirose 鑑價 l

日本Hirose品牌鑑價

日本Hirose認爲品牌之競爭優勢來自於品牌所代表的地位，消費者會爲彰顯其地位，而付出較高的價格購買知名品牌的產品，或重複購買同一品牌的產品或服務，而且當該品牌推出副品牌或其他產品及服務時，較容易獲得顧客喜好而再購買。

日本Hirose品牌鑑價源自

日本政府有鑑於品牌鑑價機制的建立，能協助企業擺脫過去低價格的競爭策略，改以重視品牌、智慧資產的競爭策略，進而提升國家產業競爭力，而且無形資產藉由鑑價機制的運作，不致於低估企業價值，在品牌使用費方面，如能建立品牌鑑價模型，將有助於提供品牌使用費的適當計算依據，是以經濟產業省於2001年7月成立品牌鑑價委員會，由早稻田大學廣瀨義洲（Yoshikuni Hirose）教授負責主持，其研究委員共28名，包含大學教授、會計師、律師、企業、金融機關研究員等相關專業人士，研究期間陸續完成Hirose 品牌鑑價模型及其相關報告。

日本Hirose品牌鑑價模式

品牌之競爭優勢來自於品牌所代表的地位，顧客會爲彰顯其地位，而付出較高的價格購買知名品牌的產品，或重複購買同一品牌的產品或服務，而且當該品牌推出副品牌或其他產品及服務時，較容易獲得顧客喜好而再購買。廣瀨義洲爲了探究品牌競爭優勢與品牌價值之關係，乃綜合財務與行銷之觀點，提出品牌競爭優勢，可以再細分爲價格優越性聲譽動因（プレステージ・ドライバ）、高忠誠度動因（ロイヤルティ・ドライバ）及品牌擴張動因（エクスパンション・ドライバ）之乘積，爲企業增加現在及未來的現金流量，其計算公式：

1. 聲譽動因

聲譽動因是指和沒有品牌的產品相比較起來，即使品質和機能完全一樣，有品牌的產品可以用較高的價格銷售，亦即該品牌的信賴程度比其他公司爲高且穩定，產品也能用較高的價格加以銷售的價格優越性（Prestige Driver, PD）指標。

▌Hirose品牌競爭優勢

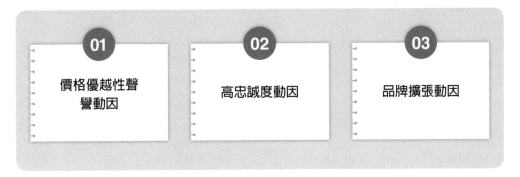

01 價格優越性聲譽動因

02 高忠誠度動因

03 品牌擴張動因

價格優越性（PD）

＝每單位價格溢酬×品牌管理成本×本公司銷售成本

忠誠度（LD）

$$= \frac{過去五年的銷售成本 - 過去五年銷售成本標準差}{過去五年平均銷售成本}$$

品牌擴張（ED）

$$= \frac{\left[\begin{array}{c} 過去兩年海外銷售額成長之平均 + \\ 過去兩年非本業部門銷售額成長之平均 \end{array}\right]}{2}$$

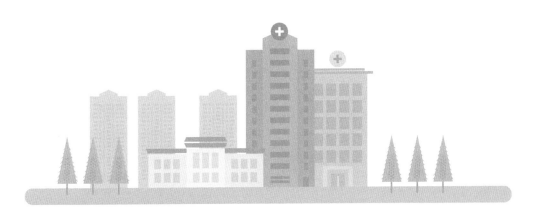

Unit 16-6 日本 Hirose 鑑價 II

其計算方法與價格溢酬法類似，可分為：

A. 利用該企業5年度之銷售額與銷售成本的比值，減去基準企業銷售額與銷售成本的比值，得出超額利潤率。

B. 超額利潤率再乘上品牌起因率，得出品牌起因之超額利潤率，其中品牌起因率是以過去5年之品牌管理費用與廣告費用占營業費用比率求得。

C. 得出品牌起因之超額利益率後，再乘上最近一期之企業銷售成本，得出價格優越度之聲譽動因，其計算公式為：

聲譽動因＝
超額利潤率－品牌起因率－本公司銷售成本
＝〔過去5年平均｛（本公司銷售額／本公司銷售成本
－基準企業銷售額／基準企業銷售成本）
－本公司品牌管理成本占營業費用比率｝
－最近一期本公司之銷售成本〕

2. 忠誠動因

顧客會對有品牌的產品反覆且持續購買，可確保銷售量的穩定性，亦即對於高品牌忠誠度的顧客只要穩定存在，企業即能保有長期穩定的銷售量，只要產品銷售量穩定性越高，代表顧客忠誠度（Loyalty Driver, LD）越高。

此概念與消費者評估法類似，計算方法由5期的銷售成本平均值減去銷售成本之標準差，再除以平均成本而得出銷售數量穩定性，代表顧客之忠誠度，其計算公式為：

忠誠動因＝（過去5年銷售成本平均值－過去5年銷售成本標準差）/過去5年銷售成本平均值

3. 擴張動因

有品牌的企業容易在類似行業或是不同行業，從事多角化經營，甚至是海外市場的國際化擴張，可以使得企業現金流量增大且安定化，此一擴張動因（Expansion Driver, ED）之計算方式，為過去4年海外銷售額與非本業銷售額之成長率平均再各加1之後平均得出，如果海外銷售量扣掉非本業銷售量沒有成長（或是成長率小於1），擴張動因數值以1為基準，其計算公式為：

擴張動因＝（過去4年海外銷售額成長率平均值＋過去4年非本業部門銷售額成長率平均值）×1/2

Hirose品牌價值（BV）

$$= \frac{PD}{r} \times CD \times ED，r=折現率$$

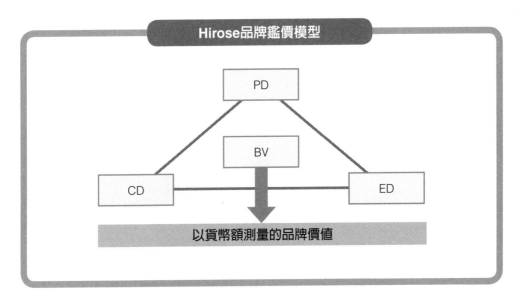

Hirose品牌鑑價模型

PD

BV

CD

ED

以貨幣額測量的品牌價值

┃日本Hirose鑑價優點

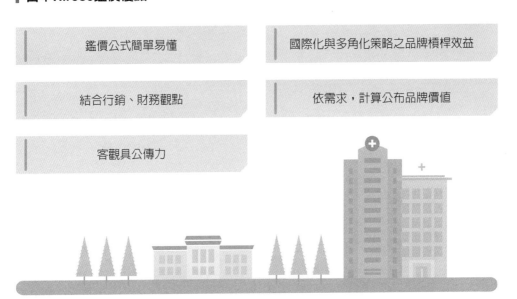

鑑價公式簡單易懂

國際化與多角化策略之品牌槓桿效益

結合行銷、財務觀點

依需求，計算公布品牌價值

客觀具公傳力

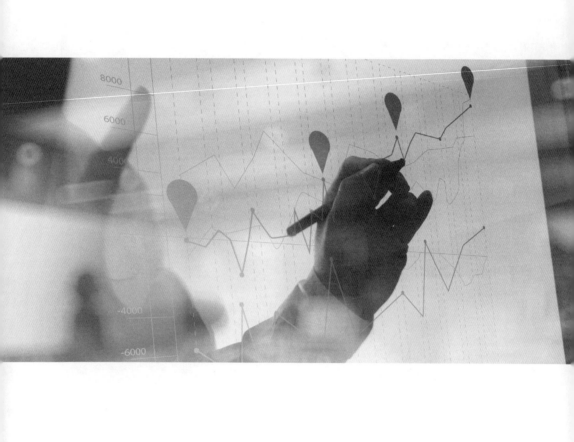

醫療院所品牌
行銷企劃案

17

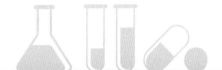

Unit 17-1 自費醫療品牌企劃十力

自費醫療品牌企劃人的品牌企劃力，將是決定品牌企劃案是否成功的重要關鍵所在。如何提升品牌企劃力，成為「品牌企劃第一把手」，就從累積「企劃十力」開始：

1. **企劃思考力**：可從「5W2H1E」思考：

   What：清楚界定品牌企劃案的「目標」是什麼？如果目標含糊籠統不清，品牌企劃將會迷失方向。

   Why：「目標」界定明確後，必須清楚了解這個品牌企劃的緣起、意義何在？預設的前提假設條件是什麼？內外部的初級次級資料及客觀的數據？這些數據從何而來？「why」愈清楚，品牌企劃案就會愈有競爭優勢。

   When：確定可執行品牌企劃案後，可用「甘特圖」擬訂所須的時程安排。

   Who：可執行品牌企劃案所須的人力及跨部門人力支援配置，以及工作分配為何？

   Where：什麼地方是執行品牌企劃案的最佳地點？

   How：達到目標的品牌企劃案有那些？可執行性如何？

   How much：如何就可執行方案編列各項合理的預算？

   Evaluation：就可執行的品牌企劃案進行成效評估，也須就隱含風險進行評估。

2. **品牌企劃觀察力**：需要具有360度的觀察力，從各種利益關係人的需求觀察，也須洞悉醫療產業環境（政治、政策、經濟、社會、科技、環保、法律）的變化。

3. **品牌企劃想像力**：要有無限可能的創意想像力，一切以患者為中心，以患者需要為導向的想像力。

4. **品牌企劃周延力**：魔鬼就在細節中，企劃需要周延而詳盡的細膩度，永遠關注在細節。

5. **品牌企劃簡單力**：企劃需要有化繁為簡且具體的能力，並要從中找到重點所在，可聚焦在簡單且具體又重要的議題上。

6. **品牌企劃故事力**：企劃是一種說故事的能力，如何將行銷議題轉成一個可以打動人的故事，又可以讓這個故事有延續性，為下一個議題預留伏筆。

7. **品牌企劃風格力**：在競爭的市場中，一個沒有特色的企劃案是很容易被淡忘的，因此企劃案需要有生命力，更需要具有獨特的風格，如此才會成就好的故事，成為有個性與魅力的企劃案。

8. **品牌企劃口碑力**：企劃案除了要有創意、要有議題性、要有獨特風格、要有故事性，更重要的是要創造口碑，讓行銷議題成為口耳相傳的話題，成為口碑行銷。

9. **品牌企劃團隊力**：企劃除了個人創意點子外，更需要有團體加持。不但是企劃團隊集思廣益的發想，找出好的創意，也需要跨部門團隊的配合與支持。

10. **品牌企劃撰寫力**：企劃力的第十力就是撰寫力，企劃人要能將抽象的

創意想法概念化，又要能具體可執行化，更重要的是要能文字化。如何用精準的文字撰寫成完整的企劃案，讓閱讀者一看就懂，成了企劃人最重要的能力。

在撰寫自費醫療品牌品牌企劃時，須掌握撰寫自費醫療品牌品牌企劃案四大原則。若能將抽像化爲具體又可執行，並使成效超乎預期，如此終成「企劃第一把手」。

▌品牌企劃十力

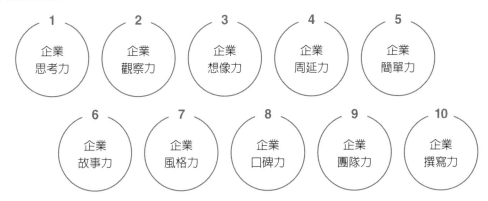

1 企業 思考力	2 企業 觀察力	3 企業 想像力	4 企業 周延力	5 企業 簡單力
6 企業 故事力	7 企業 風格力	8 企業 口碑力	9 企業 團隊力	10 企業 撰寫力

▌品牌企劃「5W2H1E」思考力

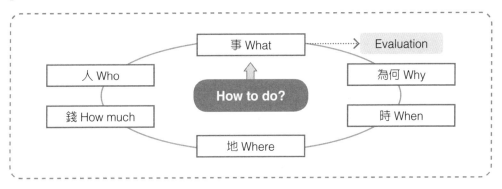

▌撰寫品牌企劃案四大原則

資源有限	人力、財力與時間	可行方案	找出可行方案
創意無限	有嶄新、有方向的創意	附加價值高	提高品牌企劃案的附加價值

Unit 17-2 自費醫療品牌企劃案撰寫流程

自費醫療品牌企劃人

　　自費醫療品牌企劃人員的作息，多數要配合醫療院所年度計畫下的品牌行銷年度計畫運作，此外就是會需要因應臨時突發狀況協助擬定企劃案，可算是很規律且有周期性的工作型態。

何謂「品牌企劃」

　　「品牌企劃」又稱「品牌策畫」，不論是一個人、一個團隊、一個組織到一家自費醫療院所，為了完成策略性目標所經歷的程序，品牌企劃程序包含「激發創意、構思、分析、歸納、擬定策略及方案、編列預算、評估可行性、執行、追蹤、檢核、控管、達到預定目標」等過程。且品牌企劃要具有「嶄新的創意、有方向性的創意、有實現的可能」三要素。

自費醫療品牌企劃步驟

　　自費醫療品牌企劃，有八大步驟：

1. 了解品牌企劃目標：品牌企劃的第一步要明確了解醫療院所設定的品牌目標是什麼？這可說是品牌企劃的緣起。

2. 界定品牌問題：善加應用簡單化、明確化、重要化的方法了解品牌目標與品牌現況之間的差距，這落差就是品牌問題點所在，並應用系統化的方式分解問題、重組問題，找出核心品牌問題所在。

3. 蒐集情報資料：需要快速有效地針對問題，收集醫療院所的內外部情報及相關資料，充分了解分析發生品牌問題的成因。

4. 進行市場調查：蒐集現成的資料外，也需進行市場調查研究，藉由市場調查獲取所須的品牌資料及相關的品牌數據。

5. 資料換成資訊：將資料及市調所得的相關資料及數據，經由篩選、分析、研究轉換成可用的品牌企劃資訊。

6. 創意集思發想：經由把資料變成資訊情報後，再從中進行集思廣益的創意發想，找出各種品牌創意的想法。

7. 擬定與評選方案：將眾多的品牌創意想法，擬定成可行的品牌企劃案，並編列合理的預算，再經仔細評估分析眾多可行性方案的優劣，從中選擇最具執行力的方案。在評選方案時，須具「方案可行性高、高層支持、跨部門可配合」三要件。

8. 撰寫與檢討：把可執行方案的概念落實文字化及具體化，撰寫成「品牌企劃案」；實施與檢討主要在：A.布局實施：模擬布局及分工實施。B.檢討與改善：就「情報研判、跨部門協調、創意之成敗、成果與預測、進度與預算」的檢討與改善。

　　因此，自費醫療（院所）品牌經營不光只有想法，而是需要有創意的做法，將有品牌創意的想法轉換成可執行的做法及方案，再將可執行方案的概念轉化成具體化、文字化，並撰寫成「品牌企劃案」，這過程就是「品牌企劃流程」。

自費醫療品牌企劃案的種類

　　品牌企劃案類型包羅萬象，不勝枚舉。單就自費醫療的品牌企劃案類型，有「自費醫療品牌行銷年度企劃案、院所層級的品牌企劃案、新自費醫療項目的品牌企劃案、科室層級的品牌企劃案、醫生個人層級的品牌企劃案、品牌公共關係（BPR）企劃案等」。

▌品牌企劃程序

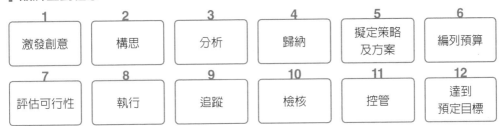

| 1 激發創意 | 2 構思 | 3 分析 | 4 歸納 | 5 擬定策略及方案 | 6 編列預算 |
| 7 評估可行性 | 8 執行 | 9 追蹤 | 10 檢核 | 11 控管 | 12 達到預定目標 |

▌品牌企劃三要素要

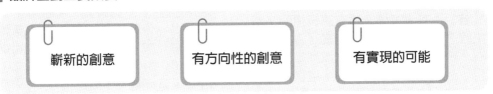

嶄新的創意　　有方向性的創意　　有實現的可能

▌醫療行銷企劃步驟

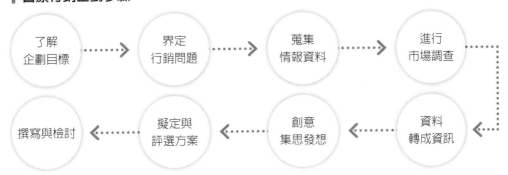

了解企劃目標 ⋯▶ 界定行銷問題 ⋯▶ 蒐集情報資料 ⋯▶ 進行市場調查

撰寫與檢討 ◀⋯ 擬定與評選方案 ◀⋯ 創意集思發想 ◀⋯ 資料轉成資訊

▌醫療院所的品牌企劃案類型

1	自費醫療品牌行銷年度企劃案	4	科室層級的品牌企劃案
2	院所層級的品牌企劃案	5	醫生個人層級的品牌企劃案
3	新自費醫療項目的品牌企劃案	6	品牌公共關係（BPR）企劃案

Unit 17-3 一頁品牌企劃案

自費醫療品牌企劃案的價值

自費醫療品牌企劃案（書）的價值不是在厚度，而是在如何讓高層主管，可以快速了解怎麼樣有效解決品牌問題，並予以支持及採行，這才是自費醫療品牌企劃案（書）的價值所在。

在多數自費醫療品牌企劃人，都有一個既定的習慣，就是要寫一份厚厚的品牌企劃書，才突顯自費醫療品牌企劃人的專業。

其實不然，品牌企劃人一定要知道的事，是「誰」在看這份品牌企劃案（書）？是「誰」對這份品牌企劃案（書）負有決策權？當有決策權的高階主管，他們要的品牌企劃案（書）應具有「精簡、明確、可快速抓到重點、一目了然、可裁示」的特質。這樣才是有價值的品牌企劃案（書）的特質。

一頁品牌企劃書

一份完整的自費醫療（院所）品牌企劃書，內容記載了是整個品牌策畫的「執行訴求、重點、細節、各項預算、評量指標、圖、表」等，因此一份完整企劃書內容的頁數至少會有二、三十頁，多則可達上百頁。自費醫療院所的高階主管（決策主管）都很忙碌，因此必須如何讓高階主管在有限的時間內，能夠快速了解品牌企劃案（書）的內容，所以將既有的企劃書濃縮成一頁A4紙，即是最佳的品牌企劃案（書）呈現方式。而將這一張A4的品牌企劃案（書）呈給高層主管的提案，稱之為「一頁品牌企劃書」。

一頁品牌企劃書的目的

由於要提案的對象都是醫療院所的「高層主管」。他們日理萬機，可能有多餘的時間去閱讀一份數十頁或數百頁的品牌企劃案（書），因此需要品牌企劃提案人提供一份濃縮精華版的「一頁品牌企劃案（書）」。

讓高層主管可以從「一頁品牌企劃案（書）」中快速掌握了解「要解決什麼樣的品牌問題、要達到什麼樣的品牌目標、所需的各項人力、物力、跨部門聯繫、外部資源、所須的預算、預期成效、可達到什樣的效益」等，這就是一頁企品牌畫書的目的。

打造一頁企劃術

打造「一頁企劃術」三部曲：

1. 從原本一份數十頁或數百頁的品牌企劃案（書），先行刪除不必的華麗詞句、贅詞、贅句、轉折語等，再來就是刪除概念相似的段落，最後再重新整理成更精實的「品牌企劃案（書）」。

2. 將精實版本的品牌企劃案（書）中的每個標題及重點匯整起來，架構成「一頁品牌企劃案（書）」的精華要素。再經由熟練的提綱挈領思考模式後，就可直接寫出精闊的「一頁品牌企劃案（書）」。

3. 雖然只是一頁品牌企劃書，還是要善用「結構性、圖、表、流程、視覺化」的方式呈現，還可以用箭頭符號、流程圖等，讓整個醫療（院所）品牌企劃的來龍去脈更加清楚。如此可讓閱讀的高層主管可快速掌握一頁品牌企劃案（書）的精髓，便於做出決策及裁示。

可一目了然的一頁品牌企劃案（書），才有助於自費醫療（院所）品牌企劃案（書）的精華呈現。

▍「一頁企劃術」三步曲

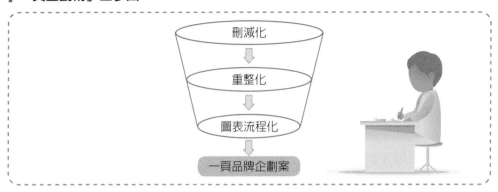

▍一頁企劃書範本

企劃案：＿＿＿（名稱）＿＿＿　　　　　　　　時間：＿＿＿＿＿＿

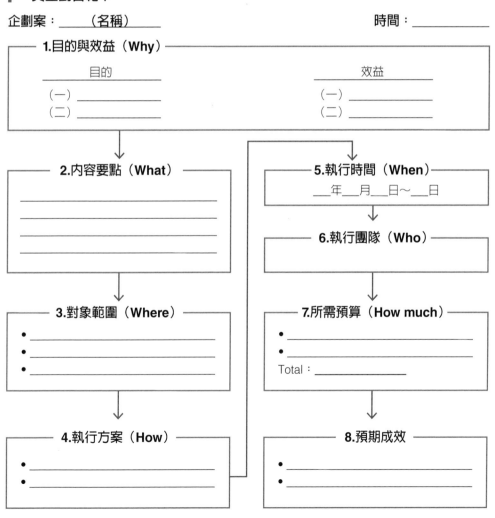

Unit 17-4 自費醫療品牌企劃提案術 I

什麼樣的品牌企劃（案）提案才夠吸睛？要「系統性思考、邏輯性強、可執行、符合預算、使用最少資源，達到最大效益」的品牌企劃書提案，才夠吸睛。

百分百吸睛品牌企劃提案法

品牌企劃人常常要撰寫品牌企劃書且要為企劃書提案簡報，因此如何成功提案？爭取決策主管支持，讓品牌企劃可付諸實現，是最根本的考量點。隨提案對象不同，可分為內部及外部提案。在自費醫療（院所）的品牌企劃，多數以內部提案居多，而在內部如何擬出百分百吸睛的品牌企劃提案，以須思考提案前、中、後三大階段的關鍵，可分為十大步驟執行。分別是：

1. 品牌企劃提案前準備

最少要在提案前三天，確認要在提案時用的完整品牌企劃案版本，就品牌企劃案的「品牌企劃緣起、需求、目標、資源、預算、預估成效、風險、備案……」等進行摘要及熟悉品牌企劃案架構及相關內容及數據。另外就是要沙盤推演（ROLE PLAY）直到熟練，經由預演來提升品牌企劃提案簡報技術及臨場感。

2. 品牌企劃提案必備五件事

在品牌企劃提案當天（開始前）應注意：

第一件事，務必再次確認與會聽取提案簡報的成員會有誰？其中又是誰會是主要的高層主管（關鍵人物）？誰是具影響決策的關鍵人士（決策核心成員）？誰是主要來提問的人（找碴）？最重要的是，在聽取提案簡報的成員中，是否已有支持此品牌企劃提案簡報者（暗樁是自己人）；

第二件事，要再次確認就什麼樣的「品牌議題」進行此次的品牌企劃提案；

第三件事，在什麼時間開始、有多少時間進行品牌企劃的提案簡報；

第四件事，確認品牌企劃提案簡報地點（會議室）及所有的提案簡報設備，是否都已準備就續、就定位、檢查可用性；

第五件事，是提案簡報時要發放給與會成員的品牌企劃提案書，及會使用到的解說用輔助工具是否已準備好。

3. 提案要「換位思考」及「同理心」

在提案簡報前還有一件最重要的準備，必須用與會聽取提案簡報人（換位）的思考邏輯及同理心，善用情境思考模式，快速在腦海中再預演一遍，再從中假想可能會出現的各種狀況、可能會提問的問題，以及回應的方式內容。如此有助於在正式提案簡報時的臨場感及反應。

4. 提案要以結論來開場

開場的前五分鐘是可否創造百分百吸睛提案的關鍵，最佳提案簡報策略在於以結論當開場白。與會聽取提案簡報者最想知道的是這個提案可不可行、若

可行，那要怎麼執行、需要什麼樣的資源跟預算、會有什麼樣的風險、預期成效是什麼、有沒有什麼樣的備案等。

因此提案開場白最好的策略就是以果導因，以聽取提案者的思維邏輯做簡報，有效吸引聽取簡報者的關注傾聽。

▍提案必備五件事

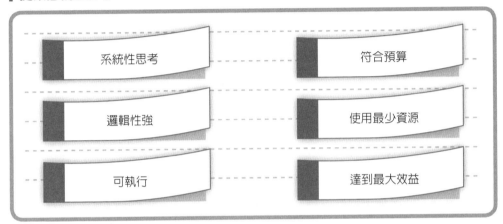

系統性思考

符合預算

邏輯性強

使用最少資源

可執行

達到最大效益

▍百分百吸睛企劃提案法

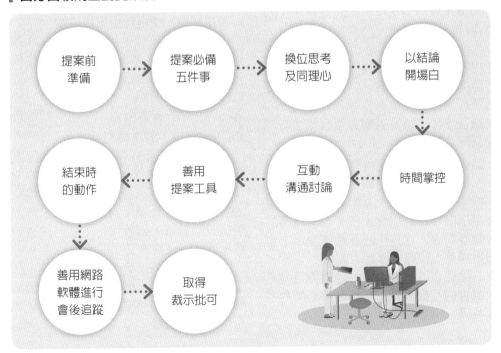

提案前準備 → 提案必備五件事 → 換位思考及同理心 → 以結論開場白 → 時間掌控 → 互動溝通討論 → 善用提案工具 → 結束時的動作 → 善用網路軟體進行會後追蹤 → 取得裁示批可

Unit 17-5 ｜自費醫療品牌企劃提案術 II

5. 品牌企劃提案的時間掌控

百分百吸睛提案簡報，是「倒金字塔」的整體結構，從結論開場，由果導因。不論提案簡報時間是10分鐘、60分鐘或是100分鐘，都可以應用「1432」的時間分配法則來掌控時間。

所謂的1，指的是用10%的時間來簡報說明企劃書的「結論、成效、預算、風險、替代方案」。

所謂的4指的是40%的時間來簡報陳述分析企劃書內各項「架構、市場狀況、競爭狀況、所須資源、人力、物力、數據分析等」。

所謂的3指的是30%的時間用來進行企劃書提案的各種可行性討論及分析說明，從中找出最大交集，爭取團隊共識及獲得決行主管及高層的支持。要先有共識才會得到支持，如此後續在企劃書執行時才會順利。

所謂的2，指的是用20%的時間來作提案簡報的收尾，重申企劃書提案可行性的成功關鍵因素、各項重點數據及各項評量指標，並再次爭取與會人士的共識及支持。這是吸睛提案簡報法的時間分配法則。

6. 品牌企劃提案要雙向互動

提案不是唱獨角劇，一定要時時刻刻跟與會者有互動，互動方式包含不定時提出問題請教與會人士、自問自答的言語互動等。在言語的互動過程中，也須用同理心傾聽與會者的意見。

除此之外，更重要的是眼神互動，從眼神的互動可獲得得更多內心的共鳴（共識）與支持。

7. 善用提案工具

要讓人留下好的提案簡報印象，可從視覺效果感受來吸引與會人士的注意，因此提案簡報（PPT）內容應採「三多三少」原則。三多要「多圖、多視覺、多影音」，三少要「少字、少字色（字的顏色不要超過三色）、少頁數」。

一切以「精簡明確」是品牌企劃提案最高指導原則。

8. 提案結束時的動作

提案簡報結束時，除了禮貌性的感謝支持外，更應主動積極邀請與會成員針對說明不足之處再提出討論。另外還要虛心請益學習，爭取與會成員對品牌企劃案及提案人的認同，如此才有助後續品牌企劃的推展。

9. 善用網路APP進行提案後追蹤

在提案簡報後，可善用網路APP軟體（如：LINE、WeChat），就提案簡報時未提出或未被解決的問題，逐一進行回覆及個別溝通，會後追蹤可有效降低品牌企劃書提案阻力。

10. 爭取決策主管支持與裁示

經由上述百分百吸睛企劃書提案簡報法的步驟努力後，提案成功近在咫尺。最後可了解決行主管對企劃書提案的看法，當沒什麼反對與疑問時，可善用假設同意法，假設決行主管已同意簽核批准，促使提案公文即時獲得裁決。

百分百吸睛品牌企劃提案關鍵，除了品牌企劃提案人個人努力外，更須品牌企劃團隊合作與支持，才能使得品牌企劃提案更耀眼。

█ 百分百吸睛企劃書提案關鍵

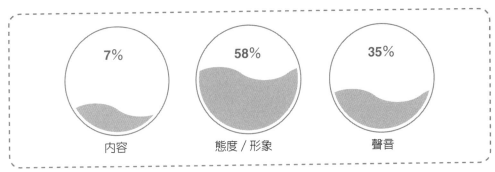

█ 「1432」的時間分配法則

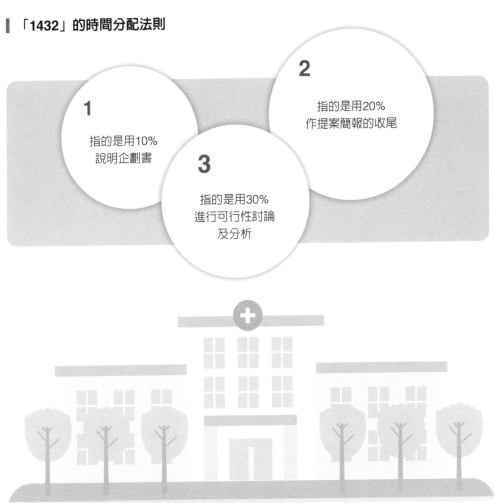

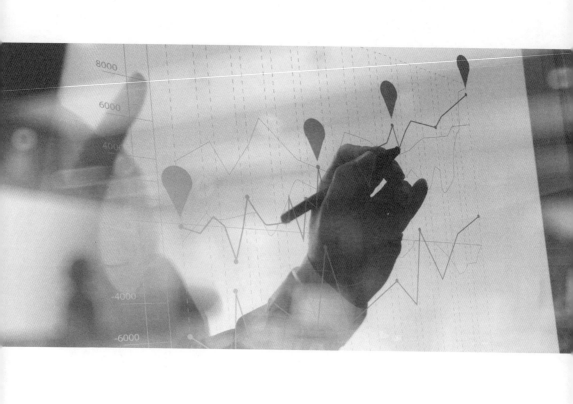

醫療院所品牌
國際化

18

Unit 18-1 自費醫療品牌國際化經營

醫療院所受社保醫保（健保）限制，又隨著品牌經營與發展，都會思考未來的去路，因此走向國際化發展成了必走之路。經由國際化經營、國際醫療、國際醫觀光、品牌連鎖加盟等，讓自費醫療院所的品牌經營可以走向永續經營。

品牌國際化經營模式

品牌國際化經營模式，可以區分成二大類型，一是「Inbound」的經營模式，境外患者走進來，如國際醫療、國際醫療觀光；另一種是「Outbound」的經營模式，境內醫療院所走出去，如國際醫療院所的品牌輸出，在其他國家或地區設立分院所、品牌連鎖加盟等。

使命、目標要清晰

醫療院所品牌國際化發展，必須了解及定位清楚使命、目標。如果只是為了國際化而國際化，那必須容易失敗。因此在發展之前一定要擬定清楚品牌國際化的使命及目標是什麼。當使命、目標愈清楚愈具體化，未來在落實上，也會變的更容易。

選擇對市場比什麼都重要

在眾多國際化過程中，常因選錯市場，敗興而歸的例子一堆。因此在品牌國際化的前置作業，就是要找出二三個可能進入的市場，在這些可能的市場進行選地、立地、商圈規劃的評估，在從中找出最具成功要條的地點為進入的市場。

擬定品牌國際化經營策略

因應不同的國際市場，擬定符合當國（地區）法規、社經、生活習性、就醫療習性等特性的品牌國際經營策略。有好的經營策略，才會有贏的機會。

策略執行

選好地、做好策略接下來就是付出行動，好好將策略落實與執行。在執行中，務必與總部做好聯繫與取得支援、深入了解目標市場（潛在患者）需求、清楚競爭者動態做出應變對策。策略可落實執行那離成功就不遠。

總部角色

品牌國際化中，總部扮演了品牌靈魂角色，更是支援者的角色。沒有總部的支援，在好的品牌也會無法發光發亮。因此總部必須隨時掌握品牌經營發展狀況，適時給予資源與支援。

品牌國際化面臨的挑戰

品牌國際化，最大挑戰來自於本地競爭者的挑戰，另外就是同為外來品牌競爭者的二大挑戰，因此在脫穎而出，就必須做好品牌管理，另外就是善用品牌故事打動人心，才能深化市場。

品牌國際經營須強化的事項

應強化事項，有：⑴符合當地人的口味。⑵多學習容入當地人的就醫文化及習性。⑶註冊商標及申請專利，拉大競爭距離，強化品牌形象。⑷善用官網的網路品牌行銷，多跟目標市場潛在患

者（客戶）互動，拉近與民眾距離。⑸有效的品牌行銷預算支援，經營品牌也需有足夠的預算才能執行與落實。

品牌國際化失敗原因

　　沒有做好前置作業、沒有借力使力善用當地人才擦亮品牌、沒有做好法律功課，不了解規模而觸法等，都是品牌國際化會失敗的原因所在。

▌自費醫療品牌國際化經營要件

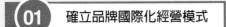

01 確立品牌國際化經營模式	04 精實策略執行
02 要使命、目標要清晰	05 品牌總部角色
03 選擇對市場比什麼都重要	

▌自費醫療品牌國際化經營模式

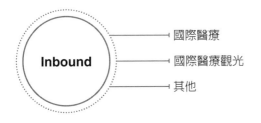

Inbound
— 國際醫療
— 國際醫療觀光
— 其他

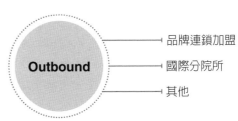

Outbound
— 品牌連鎖加盟
— 國際分院所
— 其他

▌自費醫療品牌國際經營須強化的事項

1 符合當地人的口味	4 善用網路品牌行銷，互動，拉近距離
2 多學習容入當地人的就醫文化及習性	5 有效的品牌行銷預算支援
3 註冊商標及申請專利，強化品牌形象	

Unit 18-2 自費醫療品牌國際化策略

醫療院所品牌經營走向Outbound國際化品牌經營，可用的策略有「授權、獨資、合資、加盟、策略聯盟、併購、設立分院所」等。

授權

直接由醫療院所總部授權給當地的合作夥伴經營醫療院所品牌，中由於授權只在於醫療院所品牌，需其他醫療院所經營，當地合作夥伴有自主權。

獨資設立分院所

以獨資方式進入國際市場，可以完全自主經營管理，獨享經營收益，不會有多方股東溝通問題，對於品牌經營也具有保障。但也會存在有獨資經營風險（政治、法規、資金、匯率）等。

合資

所謂合資，指的是由醫院所總部與當地的合作夥伴共同出資設立醫療院所，而新醫療院所還是延用醫療院所的品牌。合資可以快速而且容易的進入本地市場，可以借力使力深入了解市場需求，提供最佳的醫療院所品牌及醫療服務。

加盟

醫療院所總部採行品牌連鎖加盟方式，經由當地醫療院所加盟後進入國際市場。醫療院所以加盟方式可獲得品牌加盟權利金，授予品牌、商標、經營模式以加盟醫療院所品牌在地經營。醫療院所總部可藉由品牌優勢來協助加盟的醫療院所在地經營，創造三贏（總部、加盟院所、本地患者）局面。

策略聯盟

策略聯盟亦是一種可行方案，經由醫療技術、品牌行銷、混合式、互補式等策略聯盟方式進入國際市場，在當地醫療市場占有一席之地。

併購

醫療院所可以直接藉由併購方式，將本地優質的醫療院所併入。此種方式可快要擁有本地市場及患者，是一種可以直接快速進入國際市場。

醫療院所品牌國際化Outbound經營，需要有資金、人才、醫療技術、品牌、行銷、地緣關係等要件，也需要就欲進入的國際市場，了解當地的風俗民情、政治、法規、社經狀況、醫療產業結構、市場規劃、匯率等因素，如右頁下圖所示。

設立分院所

直接在該國當地設立分院所，這是一種最直接易於控管的策略，若在該國當地法規允許下，可採取這種直接設分院所的策略，雖然經營成本會高一點，但會易於控管。另外需要注意的事，在於對於該國當地的「法規、醫療產業、市場規模、人脈、文化（企業文化、就醫文化）……等」是否有一定的掌握度。

不論那一種策略，都應依自身有多少資源條件而定。沒有最好的策略，只有最適合自己的策略。

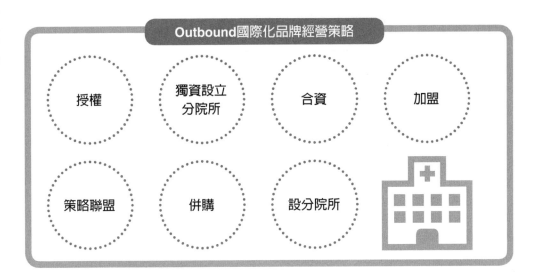

自費醫療品牌國際化經營模式

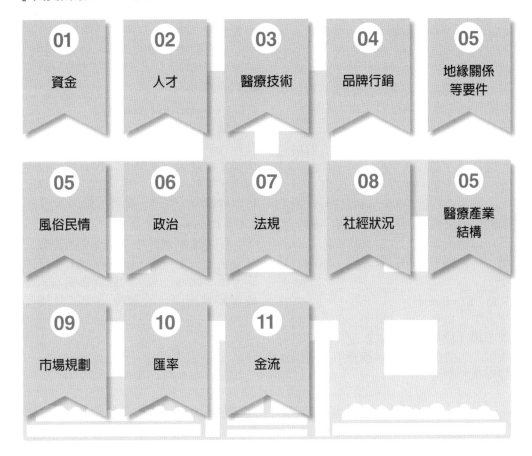

Unit 18-3 自費醫療品牌國際行銷

在社保總額有上限下，自費醫療品牌已然走向國際化，然自費醫療（院所）在國際化品牌經營模式（Inbound或Outbound）的國際自費醫療品牌行銷，首先第一要務，就是進行「國際行銷環境評估」，有精確的國際行銷環境評估，才能擬定出好的國際行銷策略與執行。

國際行銷環境評估

就國際行銷環境評估，最主要的評估構面(SLEPT+2C)，有：

1. S：Social / Cultural

必須先行了解當地的語言或是貫用語的差異、聽說讀寫的差異及理解能力、目標市場族群的教育程度，以及社經文化、宗教信仰、物質生活差異等。

社會環境的不同，在國際自費醫療行銷策略面及在執行面就會大不同。

2. L：Legal

務必了解從中央層級到地方層級的相關法律（醫療法、稅法、消保法、公交法等）規範、國際仲裁法規等。

這也是在從事國際自費醫療行銷必備的事前評估，對於法令的不了解，將對自己帶不必要的麻煩及負面的品牌形象，都不利於國際自費醫療（院所）行銷。

3. E：Economic

對於自費醫療（院所）所在地的目標市場（族群）的經濟狀況、國民所得狀況、可支配所得、醫療費用占所得比等資訊的掌握。

有了這些數據，才能擬定出自費醫療項目及國際醫療品牌行銷等。

4. P：Political

政治氛圍也是影響未來自費醫療（院所）品牌經營很重要的因素，因此需就中央及當地的政府及政治氛圍要有了解。

政治與政策是長期國際化發展最重要考慮因素之一，因為掌握了政治氛圍，才有利國際自費醫療（院所）的行銷。

5. T：Technology

在當地的醫療科技狀況，也會影響自費醫療（院所）品牌經營與行銷。

當有醫療科技落差時，會更有利於國際自費醫療的品牌經營與國際自費醫療的利銷。

6. C：Competitive Activity

要了解評估主要競爭者是誰？他們在做什麼？我方的因應對策是什麼外，也要了解是否有獎勵海外投資或是租稅優惠，這些獎促條列也有助或降低國際化自費醫療（院所）品牌經營成本。

7. C：Currency

雙邊匯率會對於未來金流的影響，在資金的一進一出，匯率都扮演很重要的角色。此外是當地的通貨膨脹率，這也會影響國際自費醫療品牌經營及行銷。

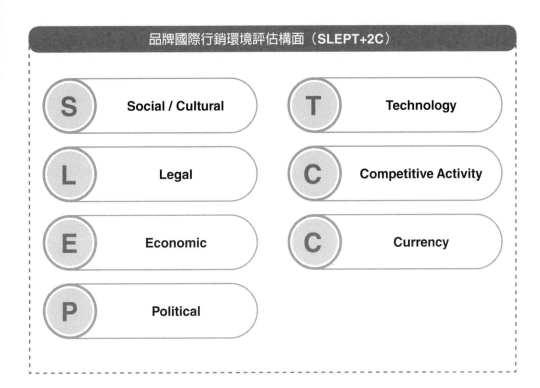

▌品牌國際行銷流程圖

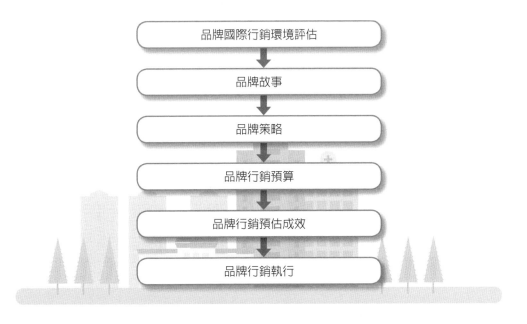

Unit 18-4 自費醫療品牌國際行銷策略

經由國際行銷環境分析評估後，因應不同的經營模式（Inbound或Outbound），擬定符合醫療院所發展經營品牌有效且可執行的行銷策略。

自費醫療品牌國際行銷工具

不論是Inbound或Outbound的國際化經營模式，在國際品牌行銷時，可採用的國際品牌行銷工具：

1. 關係行銷

在當地可以經由參與當地的醫療義診、關懷弱勢、衛教講座等活動進行「關係行銷」，來拉近與目標市場族群之間的距離。

2. 國際醫療學術研討會

多參與當地所舉辦的國際醫療學術研討會，藉以樹立國際醫療學術地位及醫療技術領先之形象，進需與當地同業交流建立國際化合作契機。

3. 策略聯盟

策略聯盟是在國際化的醫療品牌行銷中最常會被使用的行銷工具，經由與同業（垂直延伸）或是異業（水平延伸）的策略聯盟合作，創造三贏（合作夥伴、患者、院所）的局面。

4. 專業雜誌

針對目標市場族群可在專業雜誌中露出，在專業雜誌中可藉由議題性話題專訪、新聞報導等方式，提升專業形象及權威感，來引起目標市場族群的認同與共鳴，進而促進國際化醫療品牌的效益。

5. 強化來源國特性

在當地任何的醫療品牌行銷活動或操作，都可再次強化來源國的優勢及效益，藉此吸引更多目標市場族群的關注及共鳴，進需成為新患者（新客戶）。

上述各種國際行銷工具，從策略擬定、規劃到執行，最重要的是要引起國際或當地媒體關注，創造國際化的醫療品牌議題來爭取媒體的專訪、新聞報導等露出。

▌品牌國際行銷工具

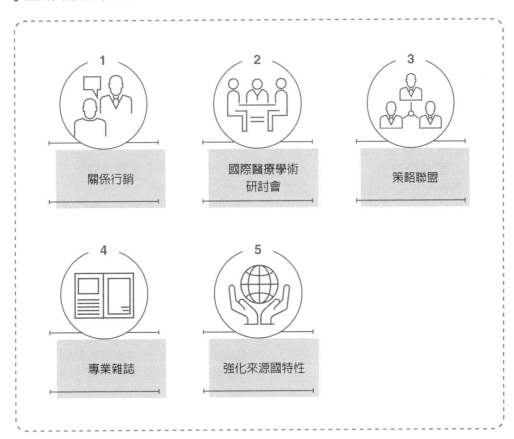

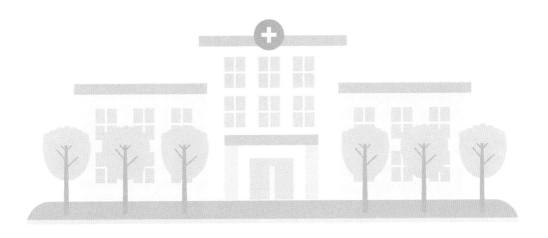

Unit 18-5 自費醫療品牌出路 —— 醫療觀光

自費醫療院所經營品牌除了可以在國內經營之外，也可以走向國外的國際化發展，目前已有愈來愈多的醫療院在國內過度競爭下，紛紛走向國外朝國際化發展。

品牌國際化發展 Inbound 經營模式 —— 「醫療觀光」

臺灣醫療技術與醫療服務的品質，在國際上的排名已是名列前茅，又具有醫療收費（自費）的競爭力，再結合上臺灣人的好山、好水及特殊的風景，形成了臺灣「醫療觀光」的發展優勢。

何謂「醫療觀光」？簡而言之，即是旅客一邊從事觀光一邊做醫療。臺灣醫療院所要發展醫療觀光，以「非侵入性」的自費醫療結合觀光爲主的醫療觀光模式。

醫療觀光類型

醫療觀光是以就醫類型，如表1所示，以及觀光的投入程度（時間）不同，而擬定出不同的醫療觀光經營模式。依「醫療投入」與「觀光投入」的程度差異，分爲五種醫療觀光經營模式類型。

1. 國際醫療觀光

此種類型以著重於「急重症」的醫療爲主，此類型適合醫院。

2. 商務醫療觀光

服務對象著重在以「商務人士」爲主，在醫療及觀光旅遊的投入比率約1：1的醫療觀光。

3. 自助醫療觀光

以「自由行人士」爲主要對象，著重自由彈性的醫療及觀光類型。

4. 配套醫療觀光

由旅行團所規劃醫療觀光行程的配套措施，重觀光輕醫療。

5. 保健醫療觀光

以休閒觀光爲主，非侵入性的醫療爲輔的經營模式。

醫療觀光目標市場

在醫療院所品牌國際化發展上，不論是何種科別，必須著重的是醫療觀光客在臺所停留的時間，如何在這期間之內提供完善的醫療服務。

此外，發展醫療觀光的市場，可以下列四大市場爲主：⑴中國大陸人士，⑵全球華人，⑶日本人，⑷歐美人士。

因此，在擬定發展醫療觀光的同時，也必須清楚了解導入醫療觀光應注意的關鍵因素。發展醫療觀光的核心在於「語言、明確的目標市場、完善醫療、滿意的醫療服務、醫療服務團隊、術後照護及關懷」。

▍臺灣醫療觀光創新經營模式

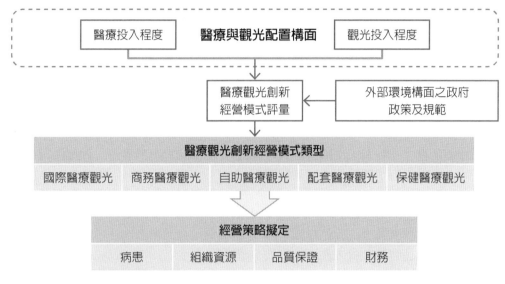

▍醫療觀光創新經營模式類型

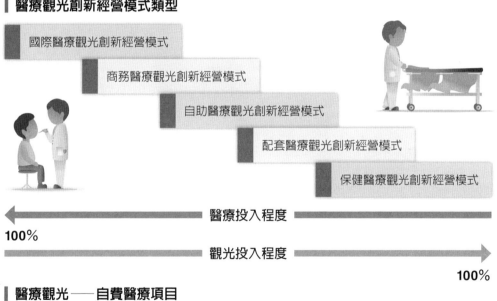

▍醫療觀光——自費醫療項目

科別	導入醫療觀光類型
牙科	植牙、洗牙、美白、牙套
中醫	減肥、推拿、針灸
醫美	美白、微整、光療

Unit 18-6 自費醫療品牌出路 —— 中國大陸醫療市場經營

品牌國際化發展在Outbound經營模式中，首推以臺灣醫療院所品牌在中國大陸經營品牌。

中國大陸醫療產業概況

中國大陸醫療市場非常大，值得臺灣醫療院所投入。在進入中國大陸醫療市場前，必須先行了解整個中國大陸醫療產業的現況。

由中國大陸「醫改政策」相關規範，可以看出臺灣醫療院所到中國大陸經營醫療院所品牌的機會，然而他的醫療市場現況還是有以下限制：

1. 總量管制。
2. 新醫療院所的設立不易。
3. 僅少數地區開放臺資（獨資）醫院設立。
4. 未開放臺資直接設立診所。
5. 醫改推動下的兩極化醫療服務。
6. M型化的消費崛起。

醫療院所設立大不同

在現行的醫療法規下，在特定地區開放臺資可獨資設立醫院，也可採合資方式設立；但未開放獨資設立診所設立。此外也必須思考「金流」及「稅務」等問題。

市場在哪裡

由於中國大陸幅員廣大，醫療院所要在中國大陸發展，到底該選擇到什麼城市發展？不論是在一線城市或二線城市，都必須很明確的知道目標市場，在哪裡？以及在這個市場內的消費型態為

何？在中國大陸經營醫療院所，最主要的兩大目標市場為：⑴臺商，⑵當地具有消費能力的高端客戶。

經營關鍵

然而中國大陸經營醫療院所相當不容易，不是只有靠廣告、做網路行銷，就可以在中國大陸的醫療市場經營起來。臺灣醫療院所在中國大陸經營，必須要靠既有的品牌與醫療服務流程、服務品質及臺灣醫師，才會吸引到更多的潛在患者。

經營策略

臺灣醫療院所品牌要在中國大陸經營，必須要有長期深耕的決心，把當地當成長期經營的市場為出發點，著重「選地、立地、商圈規劃、人員招募培訓、市場的運營與公關」，並藉由臺灣的既有品牌、醫療服務品質及臺灣醫生等軟實力，才能夠在當地的醫療市場異軍突起，因此在中國大陸經營醫療院所有六個「要」做到：

1. **要主導**：在中國大陸經營醫療院所要確立扮演的角色，最好能夠主導醫療院所未來一切運營的決策。
2. **要品牌**：要能夠借力使力，藉由臺灣既有品牌在中國大陸發展，才會有加成效果。
3. **要過半**：不論是投資金額或股權交換，都需要取得相對多數的比例，才具有優勢。
4. **要懂法**：必須充分了解中國大陸相

關的醫療法規、當地醫療法、當地主管機關規範、稅務等，才能確保未來經營的永續性。

5. **要培訓**：在大陸經營醫療院所需要投注許多的心力，從當地的醫生到服務人員都須進行培訓，才能把臺灣好的醫療技術及服務精髓移植到當地。

6. **要爭氣**：在中國大陸經營醫療院所必須抱持長期經營發展的決心，且要爭氣，唯有深耕才能擁有一片天。

中國大陸經營診所的布局策略

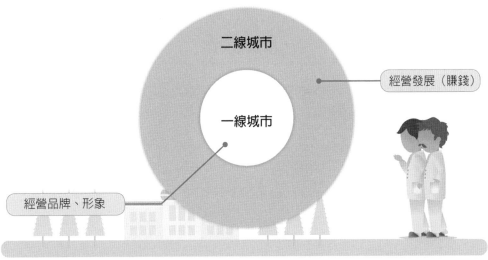

二線城市

一線城市

經營發展（賺錢）

經營品牌、形象

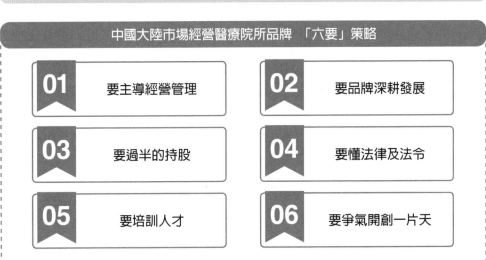

中國大陸市場經營醫療院所品牌 「六要」策略

01	要主導經營管理	02	要品牌深耕發展
03	要過半的持股	04	要懂法律及法令
05	要培訓人才	06	要爭氣開創一片天

國家圖書館出版品預行編目（CIP）資料

圖解自費醫療品牌學 / 藍新堯著. -- 初版.
-- 臺北市：五南，2020.10
　面；　公分
ISBN 978-986-522-228-4(平裝)

1.健康服務行銷　2.醫療服務　3.品牌行銷
4.行銷管理

419.2　　　　　　　　　109012957

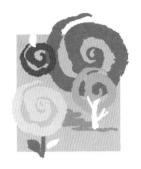

5J0A

圖解自費醫療品牌學

作　　　者 ― 藍新堯（426.5）

發 行 人 ― 楊榮川

總 經 理 ― 楊士清

總 編 輯 ― 楊秀麗

副總編輯 ― 王俐文

責任編輯 ― 金明芬

封面設計 ― 王麗娟

出 版 者 ― 五南圖書出版股份有限公司

地　　　址：106台北市大安區和平東路二段339號4樓

電　　　話：(02) 2705-5066　傳　　真：(02) 2706-6100

網　　　址：http://www.wunan.com.tw

電子郵件：wunan@wunan.com.tw

劃撥帳號：01068953

戶　　　名：五南圖書出版股份有限公司

法律顧問　林勝安律師事務所　林勝安律師

出版日期：2020年10月初版一刷

定　　　價　新臺幣450元整

經典永恆・名著常在

五十週年的獻禮──經典名著文庫

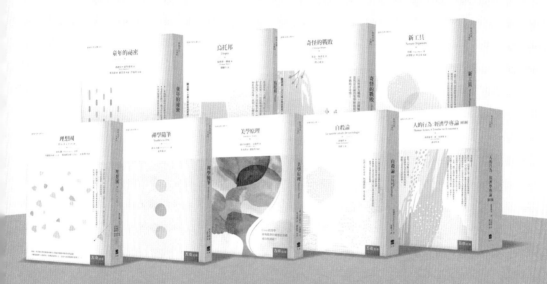

　　五南，五十年了，半個世紀，人生旅程的一大半，走過來了。
　　思索著，邁向百年的未來歷程，能為知識界、文化學術界作些什麼？
　　在速食文化的生態下，有什麼值得讓人雋永品味的？

歷代經典・當今名著，經過時間的洗禮，千錘百鍊，流傳至今，光芒耀人；
不僅使我們能領悟前人的智慧，同時也增深加廣我們思考的深度與視野。
　　我們決心投入巨資，有計畫的系統梳選，成立「經典名著文庫」，
　　希望收入古今中外思想性的、充滿睿智與獨見的經典、名著。
　　　　　　這是一項理想性的、永續性的巨大出版工程。
不在意讀者的眾寡，只考慮它的學術價值，力求完整展現先哲思想的軌跡；
　　為知識界開啟一片智慧之窗，營造一座百花綻放的世界文明公園，
　　　　　　　　任君遨遊、取菁吸蜜、嘉惠學子！